KB267579

더 빅 오르가슴

더 빅 오르가슴

The Big O

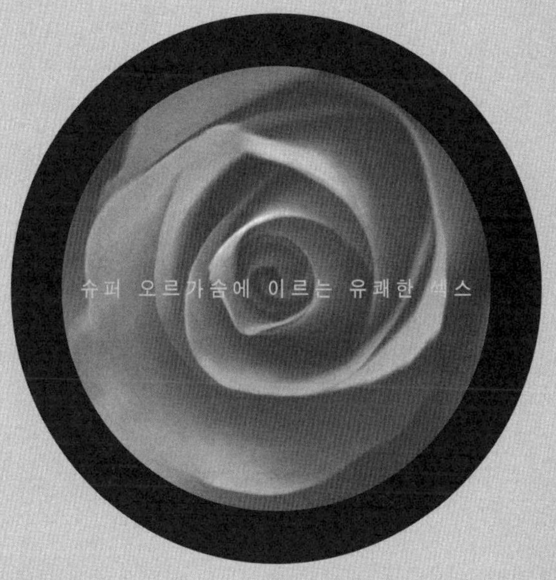

루 파제 지음 | **이영희** 옮김

감수 **안태영** 서울아산병원 비뇨기과 교수

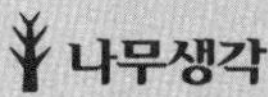

나무생각

○

성은 내적 주체성을 비춰 주는 거울, '나'를 '나'로 만드는 자아의 한 부분이다. 많은 사람들은 이를 '영혼'이라고 부르지만 나는 그것이 '내가 느끼는 나'라고 생각한다. 이 인격은 모든 인간 관계, 특히 성적 관계에서 그 모습을 드러낸다.

섹스는 다른 사람과 함께 나눌 수 있는 가장 친밀한 경험으로, 이때 우리는 우리의 인격을 숨김없이 드러낸다. 서로 사랑하는 사람만이 서로에게 솔직할 수 있다.

수년간 성 세미나를 주관하면서 나는 많은 남녀가 자신들의 성적 경험을 들려주며 토론하는 것을 지켜보았다. 그들의 이야기는 한결같이 내면적인 모습으로, 복잡하고 상처받기 쉬운 자아의 표현이었다. 성관계에서는 모든 것이 드러난다. 그 때문에 성관계는 아끼고 보살피며 또 존중받아야 한다.

루 파제

1996년으로 기억된다. 미국 올랜도에서 개최된 연례 미국 비뇨기과학회에서 그 당시로서는 실로 엄청난 연구 결과가 발표되었다. 비아그라가 이 세상에 공식적으로 그 모습을 드러낸 것이다. 그날의 신선한 충격은 지금도 생생하다. 그날 이후 불과 수년 만에 인류 생활에는 많은 변화가 일어났다. 남모르게 혼자서 고민하던 수많은 남성들이 환호하게 되었고, 그로 인한 가정의 평화도 뒤따랐다.

그러나 진료실에서 환자를 보면 볼수록 더욱 분명해지는 것은 섹스는 커플 게임이라는 것이다. 남성 환자의 문제 중 많은 부분은 부인으로 인해서 생겨나고, 여성 환자의 경우에도 문제의 많은 부분이 남편 때문인 것을 알 수가 있다. 기본적으로 두 사람 사이에 사랑과 신뢰가 없으면 비아그라도 쓸모가 없는 것이 바로 남녀 관계이다.

이제는 성적인 문제를 일부 소수만의 문제로 치부해서는 안 될 것이다. 여러 조사를 보면 성인 남녀의 약 50퍼센트가 어떤 형태든지 성 기능에 문제가 있음을 알 수 있다. 살아가는 동안 이런 것들이 문제가 안 되는 사람에게는 괜찮겠지만, 이런 문제로 고통받는 사람이 의외로 많은 것 또한 우리의 현실이다. 이런 사람들이, 우리 사회에 만연되어 있는 성에 대한 잘못된 정보와 이중적인 잣대로 인해 그 고통이 더해지는 것을 보면 참으로 안타깝기 그지없다.

이러한 점에서 이 책은 많은 사람들에게 도움을 줄 수 있을 것이다. 남녀의 생리학적인 성 반응에 대한 최신지견을 제시하고, 육체적인 즐거움뿐만 아니라 영적인 즐거움도 느낄 수 있도록 실제적이고 정확한 정보를 제공하고 있다. 성생활에 문제가 있다고 느끼는 커플은 물론이고 정상이라고 생각하고 있는 커플들에게도 새로운 기쁨과 경지를 선사할 수 있다고 믿으므로, 다같이 보고 즐길 수 있게 되기를 감히 권하는 바이다.

풍납동 연구실에서 안태영

차 례

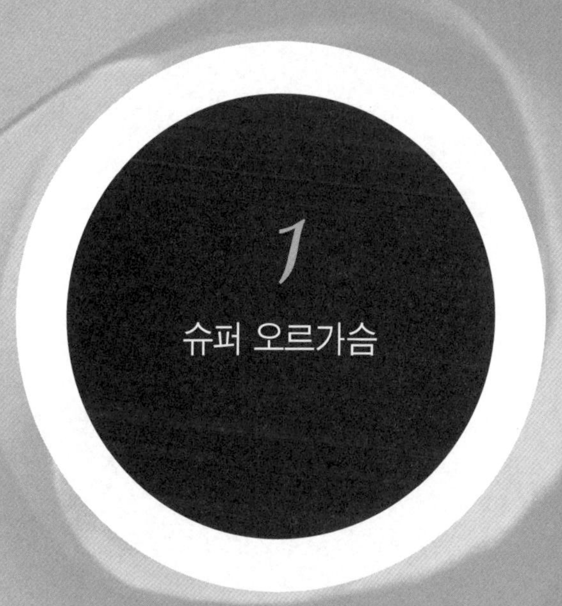
1
슈퍼 오르가슴

이보다 더 풍성할 순 없다

나는 오랫동안 성 세미나를 주관하면서 섹스, 특히 오르가슴에 관한 질문을 많이 받았는데 그 가운데에는 흥미로운 질문도 많았지만 기가 막힌 질문도 적지 않았다. 나의 관심을 가장 자극했던 질문은 오르가슴의 불확실성에 관한 것으로, 남성이건 여성이건 정말로 많은 사람들이 오르가슴에 대해 확신이 없었다.

29년이나 결혼생활을 했고, 최근 남편과 사별한 어떤 여성의 질문이 특히 기억에 남는다.

"29년이나 결혼생활을 했지만 단 한 번이라도 오르가슴을 느꼈는지 모르겠어요. 그런 것 같기는 하지만 확실하지가 않아요. 그런 걸 대체 어떻게 확신할 수 있죠?"

한 남성 역시 자신도 바로 그런 느낌이라고 말했다. 그의 여자친구는 오르가슴을 느꼈다고 말하지만 그는 아무래도 믿을 수 없다는 것이다.

오르가슴처럼 중요한 일이 그렇게도 불확실하다니! 대체 어떻게 된 일일까? 이것이 바로 내가 이 책에서 다루려는 주제들 가운데 하나이다.

얼마 전 한 프랑스 신사분으로부터 이런 질문을 받은 적이 있다.

"선생님은 섹스에 관해 8년 동안이나 연구하면서 수백 명, 아니 수만 명의 이야기를 듣고 관련 서적도 수없이 읽으셨을 텐데 어떻게 아직도 섹스에 관해 객관적이고 개방적일 수 있습니까?"

그는 나의 섹스관이 '기형'이라고 생각하고 있었다. 그렇게 생각하는 이유가 무엇이냐고 묻자 그의 설명은 다음과 같았다.

그의 친구 중 한 명이 오디오 시스템을 생산하는데 그 친구는 자신이 생산하는 오디오 시스템에 관해 모르는 것이 없었다. 스스로를 그렇게 훈련했기 때문이었다. 하지만 그 결과, 그는 더 이상 음악을 들을 수 없었다. 오디오 시스템의 이상 여부만이 귀에 들리기 때문이었다.

"아! 말씀하시는 뜻을 잘 알겠습니다. 하지만 그건 전혀 다른 문제지요. 오디오 시스템의 경우에는 어떤 소리가 나와야 하는지 분명한 정답이 있지만 섹스에는 다행히도 정답이 없답니다."

이 책도 마찬가지이다. 이 책에서 말하는 이야기도 수많은 가능성 중의 하나일 뿐, '이렇게 해야 한다'거나 '이렇게 해서는 안 된다'는 이야기가 아니다. 나는 무엇보다도 이 점을 명확히 해두고 싶다.

섹스에 관해 우리는 누구나 가슴 떨리는 흥분과 기대를 가질 수 있어야 한다. 자신에 관해 무엇인가 새로운 사실을 발견할 수도 있고, 어쩌면 그녀 혹은 그가 무엇을 좋아하고 무엇을 싫어하는지 알게 될 것이라는 예감과 함께 섹스에 임할 수 있어야 한다. 섹스를 나누게 될 상황에서 두려움이나 불안, 무엇인가를 '해야만 한다'거나 색다른 모험을 '해서는 안 된다'는 느낌을 받아서는 안 된다. 섹스를 나눌 때 '어떻게 해야 한다'거나 또는 어떤 느낌을 '느껴야 한다'고 가르쳐주는 책은 수없이 많다. 하지만 내가 성 세미나를 주관할 때마다 관찰한 사실은 남자건 여자건 성적 기쁨을 느끼는 영역은 너무도 넓고 광활하다는 것이다. 우리가 시도해 볼 수 있는 성의 세계, 우리가 탐험하고 개척할 수 있는 성의 우주는 잠재적으로 무한하다. 섹스는 풍성한 상차림에 비교할 수 있다. 초밥만 몇 개 간단히 집어 먹을 수도 있고 설렁탕에 밥을 말아 김치를 얹어 먹을 수도 있다. 그런가 하면 우아하고 세련된 풀코스 요리로 제대로 즐길 수 있다.

　우리는 이제부터 섹스와 관련하여 시도해 볼 수 있는 여러 가능성을 살펴보려고 한다. 섹스는 춤에 비교할 수 있다. 어느 쪽으로 움직여야 하는지 대략 방향은 정해져 있지만 출 때마다 스텝이 달라진다. 아무리 맛있는 음식도 한 가지만 계속 먹으면 곧 질리지 않던가. 섹스도 마찬가지이다. 다양한 레퍼토리를 확보해 둘 필요가 있다. 세미나에 참석했던 어떤 남성이 이런 말을 했었다.

　"내가 정말 잘하고 또 우리 두 사람이 함께 즐길 수 있는 방법을 두세 가지 정도 알았으면 좋겠습니다."

루의 도서관에서 찾은 비밀정보

인기 잡지 《코스모폴리탄》의 수석 편집자 케이트 화이트(Kate White)가 밝힌 독자의 질문 넘버원.
"섹스를 할 때 어떻게 하면 오르가슴을 느낄 수 있나요?"

　나는 이 책에 앞서 《최고의 연인-그를 사로잡는 섹스 테크닉》과 《최고의 연인-그녀를 사로잡는 섹스 테크닉》을 출판했다. 그 두 책을 읽은 독자라면 이 책에서 섹스,

특히 오르가슴에 관해 무슨 정보를 더 얻을 수 있을지 의아해할 것이다. 그런 의구심은 사실 정당하다. 그 두 권의 책을 출판했을 때까지만 해도 나 역시 더 많은 정보가 있을 것이라고 생각지 못했다. 물론 약간의 보충은 가능하겠지만 오르가슴에 관한 한 앞의 두 책에서 모든 것을 다루었다고 자부했다. 그래서 나도 사실 놀랐다. 아무튼 분명한 사실은 아직도 배울 게 많다는 것이다!

섹스의 목적은 오르가슴이 아니다. 섹스는 오르가슴이라는 목표를 향해 달려가는 달리기 경주가 아니다. 섹스는 기쁨을 향해 굽이굽이 굽이치며 도도히 흘러가는 커다란 강물에 비유할 수 있다. 물론 당신이 어떤 형태의 기쁨을 원하는지 그건 상관이 없다.

오르가슴은 멋진 것이다. 그보다 더 멋질 수 없을 정도로 완벽한 것, 완전한 충족의 상태이다. 하지만 오르가슴이 섹스의 유일한 목적은 아니다!

많은 사람들이 소비를 즐기고 있다. 많은 물건을 사들여 소유하는 것이 삶의 목표로 보이기도 한다. 섹스에 대해서도 사실 그런 태도가 만연해 있다. 그래서 많은 사람들이 특별한 섹스, 독특하고 기이한 오르가슴을 찾아 헤매고 있다. 하지만 많은 물건이 행복을 가져다주지 않는 것처럼 특별한 섹스의 신화도 강박관념일 뿐이다.

섹스에도 신화가 있다. 드물기는 하지만 가능한, 그래서 특이한 경험으로 간주되는 섹스의 신화를 잠시 살펴보자. 한 번의 섹스에서 여러 번 오르가슴을 느낀다는 '복수 오르가슴', 두 사람이 동시에 오르가슴을 느낀다는 '동시 오르가슴' 등 섹스의 신화들은 이렇게 저렇게 하면 섹스를 할 때마다 여러 번 혹은 동시에 오르가슴을 느낄 수 있다고 속삭인다.

우리는 이런 소비 지향적인 태도에서 벗어나야 한다. 그래야만 섹스를 포함한 삶의 모든 영역에서 진정으로 우리를 편안하게 해주는, 참다운 행복을 찾을 수 있다. 이 책은 섹스의 진실을 이해하기 쉽게, 간단하게 그리고 재미있게 전달해 줄 것이다.

오랜 세월 성의 영역을 탐구하면서 나는 오르가슴의 잠재 영역이 상상했던 것보다는 훨씬 더 크고 넓다는 사실을 발견했다. 이 책은 오르가슴에 관한 최신 정보를 한데 모아놓았을 뿐만 아니라 혼자 혹은 사랑하는 그대와 함께 보다 자세한 지식과 경험을 나눌 수 있도록 배려했다. 그러니 이 책을 끝까지 다 읽기 전까지는 파트너에게 '당신은 문제가 많다', '섹스 테크닉이 부족하다', '너무 둔해 빠졌다', '이런저런 오르가슴은 느끼지 못했다' 등의 불만을 절대 입밖에 내지 말라.

본론에 들어가기 전에 우선 오르가슴에 관한 지식이 왜 필요한지 말하고 싶다. 남성과 여성이 느끼는 오르가슴은 서로 다르다. 남성의 오르가슴은 일곱 종류에 이르지만 여성의 오르가슴은 열 종류나 된다! '키스 오르가슴'에 대해 들어 본 적이 있는가? '영역 오르가슴'에 관해 알고 있는가? '유방 오르가슴'은 또 어떤가? 남성도 여성도 이런 오르가슴을 경험할 수 있다. 오르가슴을 올바로 이해하기 어려운 두 번째 이유는, 남성과 여성은 성 반응 사이클이 서로 다르다는 데 있다. 이는 생리학적인 사실이다. '동시 오르가슴'이 드문 이유도 여기에 있다. '동시 오르가슴'을 추구하는 커플은 초반부터 생리학적 난제에 직면하게 되는데 그건 참으로 정상적인 현상이다.

역사적인 사실과 재미있는 사실	시대가 변하면, 섹스에 관한 표현도 변한다.
	■들어가 보니 아는 여자였다(루이 15세).
	■미래를 향해 창을 던진다(프란츠 리스트).
	■긴 대화를 나누다.
	■내 인격을 완전히 무시하고.
	■물건(바이런 경)
	■성교하다(엘리자베스 1세).
	■호감에 압도당하다.
	■여자가 된 느낌이다.

희소식이 있다! 이제부터 당신은 당신의 몸과 파트너의 몸 그리고 오르가슴 일반에 관해 많은 것을 깨닫게 될 것이다. 또 당신에게 찾아온 오르가슴을 깨닫고 받아들이게 될 것이며, 당신이 어떤 형태의 오르가슴을 원하든지 그걸 찾아내게 될 것이다. 그뿐이 아니다. 당신이 원한다면 오르가슴을 거부할 수도 있다.

이 책은 그 자체로 완결된 정보를 제공하고 있지만 이 책에 앞서 출판된 나의 두 책을 함께 참고하며 읽어도 좋다. 《최고의 연인-그를 사로잡는 섹스 테크닉》은 그녀를 위한 책, 《최고의 연인-그녀를 사로잡는 섹스 테크닉》은 그를 위한 책 그리고 이 책 《더 빅 오르가슴》은 사랑하는 두 사람 모두를 위한 책이다. 이 책에서는 앞선 두 책에서 다룬 내용이 반복되기도 했다. 이런 반복은 물론 새로운 독자를 위한 것이지만 단골 독자들에게도 기억을 되살리는 이벤트가 될 수 있을 것이다. 다만 새로운 독자들은 이 책에 소개된 오럴 테크닉과 핸드 테크닉은 그야말로 빙산의 일각일 뿐임을 알아야 한다. 다시 말해서 이들 테크닉이 당신과 당신의 파트너에게 도움이 된다면 앞서 출판된 두 책 속에 담긴 정보로 당신의 레퍼토리를 풍부하게 할 수 있다.

성 정보와 관련된 성차별에 대해 한마디 하고 싶다. 여성이나 남성이나 정확한 정보, 그들의 성을 존중해 주는 정보 그리고 정말 효과가 있는 정보를 제공받을 자격이 있다. 하지만 우리 사회는 성 정보의 유통에 관해 이중적인 태도를 견지하고 있다. 여성에게는 '섹스에 관해 모르는 것이 좋다'고 권고하면서 남성에게는 '섹스 전문가가 되라'고 요구한다. 이런 이중적인 잣대는 결과적으로 올바른 성 정보의 공개적 유통을 방해할 뿐만 아니라 정확하지도 못한 잘못된 정보를 은밀히 유통시켜, 결국 남녀 모두를 괴롭히고 있다. 여성이 섹스에 관해 몰라도 좋다면 남성도 그런 특권을 누려야 하지 않을까? 남성들도 여성들과 마찬가지로 올바르고 정확한 성 정보를 제공받지 못하고 있는데 어떻게 전문가가 될 수 있을까? 많은 남성들이 정확하지도 못한 정보를 은밀히 퍼뜨리고 다니는 것도 어쩌면 그들의 곤궁한 처지에서 나온 궁여지책일 수 있다.

사람들이 성적으로 가장 활발한 시간대는 밤 11시, 특히 주말의 밤 11시이다.

내가 만났던 대부분의 커플은 늘 신선하고 새로운 성생활을 바랐다. 하지만 그들도 5개월, 5년, 25년을 함께 산다면—연령에 관계없이—처음의 감격과 흥분, 신선함이 점차 사라질 것이라는 사실을 잘 알고 있었다. 나는 그들의 성생활이 언제까지나 힘차고 신선하기를, 또 언제나 새롭게 재충전되기를 바랐다. 그래서 이 책에서는 새로운 커플의 출발과 이미 오래된 커플의 회춘을 도와줄 수 있는 테크닉들을 소개했다.

점차 많은 커플들이 섹스 기구를 사용하거나 섹스 스타일에 변화를 주는 등 실험적인 섹스에 도전하고 있다. 섹스 기구를 한번 실험하고 난 뒤에는 기구를 성생활 안에 완전히 수용하는 커플도 늘어나고 있다. 물론 매번 기구를 사용하는 것은 아니지만 보다 다양하게 즐기려고 할 때는 기구를 사용하고 있다.

이 책에는 또한 남녀의 생리학적 성 반응에 관한 최신 연구 결과가 담겨 있다. 오늘날에는 오르가슴이 이루어지는 신경 및 근육 회로를 대단히 정확하게 추적할 수 있다. 이 지식을 활용하면 특별한 반응 회로의 신경 지점을 포착할 수 있어서 오르가슴을 창출하고 강도를 더할 수 있다.

비아그라와 같은 약제도 오르가슴의 문을 활짝 열어주었다. 비아그라는 원래 심장병 약제로 개발되었으며, 오르가슴 효과는 정말 우연히 밝혀졌다. 비아그라가 심장병 약제로 임상 실험에 들어갔을 때의 일이다. 임상 실험 기간이 끝났는데도 실험에 참가했던 환자들이 샘플로 받았던 약을 돌려주지 않았다. 사정을 알고 보니 그들은 몇 년 만에 처음으로 발기 경험을 했으며 성적 능력도 매우 강해져 있었다. 샘플 약을 절대로 되돌려주지 않았던 것은 당연한 일이었다! 이 사고로 비아그라를 개발한 화이자 제약회사는 홈런을 쳤다.

여성의 오르가슴에 관한 논의는 유행을 심하게 탄다. 제일 먼저 클리토리스 오르가슴이 난공불락을 자랑하며 막강한 지배력을 과시했지만, 뒤를 이어 G포인트 오르가슴의 탐색이 시작되었다. 그다음에는 모든 여성이 오르가슴 순간에 '사정'을 경험한다는 이론이 숨돌릴 새도 없이 몰아닥쳤다. 어느 여성이 클리토리스 오르가슴, G포인트 오르가슴, 사정 오르가슴을 느낄 수 있으며, 또 특정한 여성들은 이들 오르가슴에서 엄청난 쾌감을 느낀다고 한다. 하지만 이것은 보편적인 진리가 아니다. 신문, 잡지나 성인 포르노물은 섹스에 관한 잘못되고 비현실적인 기대를 생산하고 유포하고 있다. 대부분의 경우 비열하거나 병든 의도에서 나온 의도적인 행동이라기보다는 최신 정보에 대한 무지와 무관심에서 기인한 것이다.

뉴잉글랜드 의학저널의 최신 보고서에 따르면, 보름달이 뜰 때 여성의 성적 적극성은 30퍼센트가량 증가한다.

아무리 객관적인 사실이라도 아무런 맥락 없이 불쑥 제시되면 그 사실이 옳은지, 부분적으로 옳은지 아니면 전혀 틀렸는지 어떻게 알 수 있을까? 2장에서 나는 섹스에 관한 신화들이 우리의 일상생활에 어떤 영향을 미치고 있는지 깊이 있게 다루었다.

3장에서는 오르가슴의 생리적 측면, 즉 우리의 성기와 신체의 반응 방식에 관해 자세히 다루었다. 여기서 우리는 다시 한번 남성과 여성의 차이에 대해 배우게 될 것인데, 이를 알면 당신과 당신의 파트너 사이의 유사점과 차이점에 관해 보다 많은 것을 깨닫게 될 것이다. 또 성과 오르가슴 능력에 긍정적·부정적인 영향을 미치는 최신 약학 정보와 연령·생리적 조건 그리고 늘 변하는 심리 상태 등 섹스를 즐길 수 있는 당신의 능력에 영향을 미치는 여러 요소들도 설명했다.

섹스는 다차원상에서 이루어지는 경험이다. 섹스는 몸과 관련되어 있지만 또 그만큼이나 마음과 관련되어 있다. 몸은 원하지만 마음은 내키지 않는 느낌을 알고 있는가? 4장에서 나는 오르가슴의 심리적 측면을 다루었다. 기대와 공포 등의 심리 상황이 어떤 식으로 성적 즐거움을 가로막는가? 우리 모두는 자유롭게 마음껏 즐길 수 있어야 한다. 이것이 나의 신념이다. 어떤 식이건 상관없이 원하는 대로 말이다. 물론 안전한 섹스, 다시 말해서 원치 않는 임신이나 질병의 확산을 막을 수 있는 방법이 필요하다. 파렴치한 망나니짓까지 서슴지 말라는 뜻이 아니라 성적 즐거움을 가로막고 있는 장벽, 우리 스스로 만든 그 장벽을 허물어 버리라는 뜻이다. 그것만 해도 엄청난 힘을 얻을 수 있다. 섹스, 특히 오르가슴은 당신에게 활력을 줄 것이며 내면의 자신감을 증진시켜 줄 것이고 더 나아가 보다 큰 에너지를 선사해 줄 것이다. 이 에너지를 파트너와 함께 나눈다면 당신이 느낄 수 있는 친밀감과 즐거움은 무한할 것이다. 이렇게 좋은 일을 거부할 이유가 없다!

5장과 6장은 이 책의 핵심으로, 오르가슴의 각종 형태와 테크닉에 관한 최신 정보를 담고 있다. 나는 여기서 각종 형태의 오르가슴에 도달하기 위해 가장 적합한 방법과 체위를 설명하며 당신이 이미 알고 있는 지식을 최대한 활용할 수 있는 방법을 소개할 것이다.

7장과 8장에서는 오르가슴과 관련된 (혹은 오르가슴을 방해하는) 의학 정보, 감각 능력을 강화하는 보조제, 최음제, 마사지 테크닉, 윤활제 등 성적 쾌감을 열어주는 방법들을 다루었다.

가장 좋은 음식을 맨 나중에 먹듯이 마지막 9장에서 나는 연인과 나누는 성적 경험을 보다 고양시켜 영적 경험으로 만들어 줄 몇 가지 아이디어들을 소개했다. 가장 이국적이며 금욕적인 출처에서 골라낸 정보, 탄트라 섹스관이 여기 설명되어 있다. 당신은 여기서 발기 시간을 늘리고 사정을 조절하며 오르가슴의 시간을 늘리고 강도를 더할 수 있는 고대 동방의 비법을 배우게 될 것이다.

이 책은 커플이 함께 나누는 책, 함께 읽으며 즐기는 책이다. 이 책에 수록된 실제적이고 정확한 정보는 당신의 지평을 넓혀 줄 것이며 호기심을 자극하고 식욕을 돋우어 줄 것이다. 한번 맛볼 것을 진심으로 권한다!

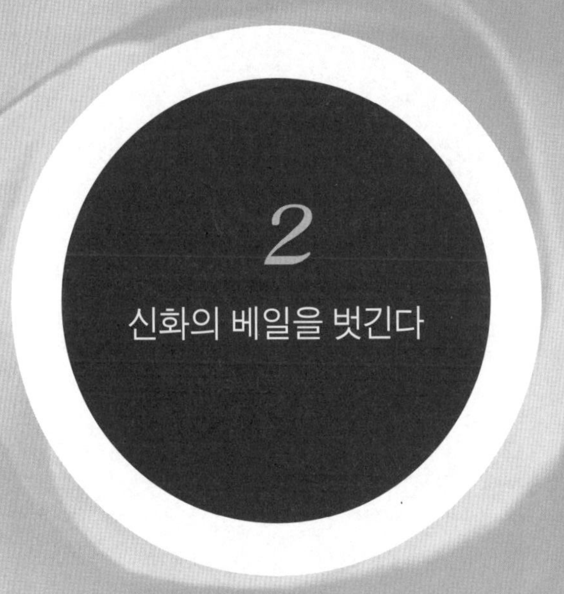

2

신화의 베일을 벗긴다

섹스의 신화

이 장은 제목 그대로 오르가슴에 관한 신화, 많은 사람들의 상상 속에 들어 있는 잘못된 정보를 폭로한다. 오르가슴을 방해하는 신화는 수백 가지나 된다. 그럼 몇 가지 예를 들어 보자.

- ▶ 오르가슴은 동시에 느낄 때 더 큰 만족을 준다.
- ▶ 동시 오르가슴은 결혼과 성생활에 꼭 필요하다.
- ▶ 최고의 건강은 섹스를 삼가야 얻을 수 있다.
- ▶ 한 남성과 반복해서 섹스를 나눈 여성이 나중에 다른 남성과의 사이에서 아이를 낳으면 먼젓번 남성의 흔적이 아이에게 나타날 수 있다.
- ▶ 모든 여성은 질을 통한 섹스에서 오르가슴을 느낄 수

있다.

▶ 섹스 중에 오르가슴을 여러 번 느끼는 여성은 대개
  비도덕적이다.
▶ 오르가슴이라고 다 오르가슴이 아니다. 진짜 오르가
  슴은 따로 있다.

이런 신화들은 명백히 잘못된 정보로 혼란을 낳는다. 이 중에는 현재 오류임이 밝혀진 과거의 잘못된 과학적 정보에 근간을 두고 있는 것들도 있고—사람을 억압하려는 것이 아니라면—교훈적 목표에서 나온 종교적 신념도 있다. 남성만 사정한다는 것도 근거 없는 신화에 불과하다. 자극을 느낄 때 사정하는 여성도 많다. 여성이 사정하는 액체는—많은 사람들이 잘못 생각하는 것처럼—오줌이 아니다. 여성의 사정액이 요도구 좌우에 위치한 분비선에서 배출되기 때문에 오줌으로 오해받을 뿐이다.

비버리 위플(Beverly Whipple) 박사는 앨리스 칸 레이다스(Alice Kahn Ladas), 존 페리(John D. Perry)와 함께 저 유명한 'G포인트 개념'을 도입했다. G포인트 개념은 여성 사정의 신화와 결합하여, G포인트를 자극할 때만 사정과 오르가슴이 가능하다는 또 다른 신화를 만들었다. 이는 물론 사실이 아니다. 성적으로 흥분할 때 사정하는 여성도 있지만 사정 경험이 전혀 없는 여성도 있다. 또 사정했다는 이야기를 들은 다음에야 그 사실을 깨닫는 여성도 있다.

성 세미나에 참석했던 어떤 여성이 자신의 사정 경험에 얽힌 에피소드를 들려준 적이 있다. 남자친구와 함께 휴가를 즐기던 어느 날, 두 사람은 섹스를 나누게 되었다. 그녀는 위로 올라가 그에게 오럴 섹스를 해주었다. 그녀는 점점 뜨거워졌고 클라이맥스에 가까워지고 있었다. 바로 그때였다. 남자친구가 그녀를 부드럽게 밀어내며 그녀가 방금 그에게 오줌을 쌌다고 불평했다. 그녀는 부끄럽고 창피해서 화장실로 달려갔다. 그것으로 물론 낭만적인 순간은 끝이 났다. 두 사람은 다시 뉴욕으로 돌아왔다. 하지만 그녀는 그날의 일이 아무래도 이상하기만 했고 자신이 오줌을 쌌다는 걸 믿을 수 없었다. 세미나에서 여성 사정에 관해 알게 되었을 때에야 비로소 모든 것이 명확해졌다. "오! 하느님 맙소사! 그래요, 런던에서 그랬던 거예요!" 당시 뜨겁게 달아올랐던 그녀는 성적 자극에 겨워 사정했던 것이다. 더 이상 부끄럽고 창피스러울 것이 없게 된 그녀는 남자친구에게 설명해 주기 위해 집으로 달려갔다.

루의 도서관에서 찾은 비밀정보

프로이트는 여성의 오르가슴에 관한 일반의 관심을 환기시킨 첫 번째 과학자였지만 유감스럽게도 '질 오르가슴'만을 '성숙한' 오르가슴이라고 고집했다.

많은 사람들이 오르가슴과 우리의 몸에 관해 잘못된 생각을 가지고 있다. 당신은 오르가슴에 관한 신화를 몇 가지나 알고 있으며 또 진실이라고 믿고 있는가? 그 신화들이 시대에 뒤떨어진 것이거나 절반의 진실 혹은 완전한 오류라는 걸 확실히 알고 있는가? 그 신화들의 진실된 면 혹은 오류를 구별하고 차이를 설명할 수 있는가?

자, 이제 몇몇 신화들을 자세히 들여다보자.

성생활을 시작한 초기에 오르가슴을 못 느낀 여성은 평생 오르가슴을 못 느낄 수 있다.

그렇지 않다! 여성이 몇 살경에 첫 오르가슴을 느껴야 한다는 법은 없다. 게다가 오르가슴은 나이와 상관없이 언제나 가능하다. 약 23퍼센트의 여성은 15세경 첫 오르가슴을 경험하지만 90퍼센트는 35세에야 비로소 첫 오르가슴을 경험한다. 이 통계치는 자위 행위에서 느낀 오르가슴, 파트너가 손이나 입으로 성기를 자극해서 느낀 오르가슴, 밤에 꿈을 꾸다가 혹은 상상을 하다가 경험한 오르가슴을 모두 포함한다.

남성이 오르가슴에 도달하려면 우선 발기가 되어야 한다.

그렇지 않다! 남성은 소위 '소프트가슴', 즉 발기가 되지 않은 상황에서도 오르가슴을 느낄 수 있고 사정할 수 있다.

폐경이 된 여성은 섹스에 관심이 없다.

그렇지 않다! 폐경이 되면 섹스 방식에 변화가 오지

만 관심이 없어지는 것은 결코 아니다. 이 신화는 섹스가 오직 자녀를 낳기 위한 것이라는 구시대적 사상에서 유래한 것이다.

일정한 나이가 되면 섹스에 관심이 없어진다.

그렇지 않다! 리처드 밀스턴(Richard Milsten) 박사에 따르면 노인도 섹스에 관심이 많다. 그가 상담했던 사람들 중 가장 나이가 많은 커플은 남편이 93세, 아내가 88세였다. 나이는 그저 숫자일 뿐이다.

남성은 언제나 섹스할 준비가 되어 있다.

그렇지 않다! 여성이나 남성이나 긴장을 풀고 성적으로 흥분되기 위해서는 전희가 필요하다. 남성이라고 언제나 섹스를 할 수 있는 것은 아니다.

자위를 하면 발기 불능이 된다.

그렇지 않다! 이 신화는 아마도 손장난이 심한 말썽꾸러기 추기경들의 성적 충동을 통제하려는 의도에서 로

마 교황청이 지어낸 것 같다. 자위와 발기 불능 사이에는
생리적, 감정적, 영적으로 아무런 연관이 없다.

고환이 파랗게 멍들면 발기 불능이 된다.

그렇지 않다! 오랫동안 섹스를 하지 않은 남성은 음
낭과 고환 부분이 충혈되어 쓰라릴 수 있지만 파랗게 멍들
지는 않는다. 어떤 남성의 말이 기억난다. "이건 진담입니
다. 대부분의 남성들은 그런 문제를 어떻게 해결해야 하는
지 잘 알고 있답니다. 하지만 아무래도 고환이 파랗게 되
지는 않아요." 딱딱해지고 뜨거워지기는 하지만 파랗게 되
지는 않는다!

루의 도서관에서 찾은 비밀정보

멜라네시아 원주민들은 여성이 두 다리를 활짝 벌리고
남성이 여성의 다리 사이에 무릎을 꿇고 앉는 체위를 좋
아한다. 우리들의 소위 '정상 체위'는 남성이 위에서 아
래로 미는 운동을 하게 되기 때문에 여성이 아무런 반응
도 할 수 없다. 멜라네시아 원주민이 보기에는 이상한 체
위이다.

'파란 고환'이란 개념은 적어도 400년 전에 생겨났는데, 영국에서 사용했던 '파란 거세우'란 말에서 유래했다.

이런 신화들은 어느 정도 진실이나 사실에 근거할 수 있지만 너무 과도하게 일반화되어 반쪽짜리 진실이 되었고, 그 결과 사람들을 오도하고 있다. 예를 들어 한 번의 섹스에서 여러 차례 오르가슴을 느끼는 여성들이 있다는 사실이 처음 밝혀졌을 때의 일이다. 그 소문은 빨리 퍼졌고 광범위한 문화영역에 뿌리를 내렸다. 하지만 단순한 사실로서가 아니라 '진짜 여성이라면 오르가슴을 여러 번 느낄 수 있어야 한다!'는 명령으로 변조되고 말았다. 이 사실은 성적 즐거움을 가중시킬 수 있는 방법을 탐색하는 기회로 사용되지 못했고, 오히려 여성은 물론 남성까지 억압하게 되었다.

성적 발견을 너무 강조한 다른 예도 있다. G포인트가 처음 발견되었을 때 신문과 잡지들은 한결같이 최상의 오르가슴은 G포인트의 자극에서 온다고 떠들어댔다. 이는 물론 G포인트 오르가슴을 경험한 이들에게는 좋은 뉴스였을 것이다. 하지만 G포인트를 자극해도 흥분하지 못한 여성들은 그런 뉴스에 접할 때마다 무력감을 느꼈다. 자신의 몸이 뭔가 잘못된 것 같은 느낌을 받았기 때문이다. 여성들은 그렇지 않아도 자신의 몸에 대해 부정적인 이미지를 너무 많이 듣고 배워 체화하고 있는 상태이다. 이런 상태에서 특정한 오르가슴만이 진짜 오르가슴이라는 잘못된 생각을 억압적으로 주입하며 자신의 몸에 대해 부정적인 생각을 더하게 만들 이유가 대체 무엇일까? 버니 질버겔트 박사(Bernie Zilbergeld)는 G포인트를 찾으려고 애쓸 필요가 없다고 말한다. 나 역시 동감이다. 스스로 혹은 파트너를 통해 G포인트를 찾았다면 좋다. 하지만 그러지 못했다고 해도 여성의 몸에는 탐험할 영역이 무한히 많다.

역사적인 사실과 재미있는 사실	고대의 만물박사들은 사정할 때마다 뇌가 조금씩 빠져나간다고 믿었다. 그들은 정액을 '제멘 세레브리 스틸리시디움'이라고 불렀는데, 그건 대략 '뇌의 유출물'이란 뜻이다.

'복수 오르가슴'은 남성들에게도 부정적인 영향을 줄 수 있다. 그녀를 만족시키기 위해서는 '복수 오르가슴 테크닉'을 배워야 한다는 생각 때문에 섹스 공포증이 생길 수 있다. 물론 사정을 참을 수 있게 해주는 골반 근육이 잘 훈련된 남성은 그런 기술을 쉽게 배울 수 있지만, 그것이 여성을 만족시키기 위해 꼭 필요한 기술은 아니다.

섹스에 관한 신화는 남녀간의 친밀감을 좀먹어 거리낌 없이 성을 탐험할 수 있는 자유를 제한한다. 이는 사실 삶의 모든 영역에서 확인할 수 있는 진리이다. 친밀감이 깊을수록 새로운 실험에 자유롭다. 자동차를 운전할 때에도, 새로운 회사에 투자할 때에도, 연인을 기쁘게 해줄 때에도 마찬가지이다. 섹스와 친밀한 관계를 맺고 있는 사람은 섹스를 즐길 수 있는 능력도 그만큼 크다. 남성이건 여성이건 자신의 섹스 경험을 믿고 존중하는 것이 중요하다. 기분이 좋고 옳은 것 같은 방법이 최고다! 무엇인가 잘못된 것 같은 느낌이 들면 집어치워라! 당신이 주인공, 최고 결정권자이다.

죄의식을 넘어서라

– 즐거운 탱고

신화는 문화적, 개인적 바리케이드를 강화하기 때문에 성적 잠재력을 활성화하는 데 걸림돌이 된다. 신화의 구체적인 내용은 시대에 따라 조금씩 변모하지만, 모든 신화는 성을 마음껏 즐길 수 있는 능력을 제한한다는 점에서 늘 똑같다.

성의 역사를 연구한 미첼 테퍼(Mitchell Tepper) 박사의 지적에 따르면 성은 나쁜 것이고 쾌락은 죄이며 오르가슴은 지옥행 직행열차 티켓이라는 문화적·종교적 신념이 인류 역사를 통해 언제나 존재해 왔다. 그런 식의 잘못된 생각은 고대 그리스 문명에서 시작되었고 로마 가톨릭 교회를 거쳐 심화·발전되었으며 미국으로 건너간 청교도들에 의해 굳어졌다. 오늘날 섹스를 대하는 우리의 태도도 이 영향을 강하게 받고 있다.

예를 들어 보자. 아담과 이브는 순진무구하게 그야말로 아무런 거리낌 없이 성적 충동을 따랐을 것이다. 하지만 성어거스틴은 성적 충동을 '성욕' 혹은 '색욕'으로 개념화했고, 그로 말미암아 '성욕'은 무엇인가 부끄러운 것이 되었다. 또 기독교인이라면 오직 자녀를 생산하기 위한 목적으로 섹스를 하며 즐거움 따위는 완전히 무시해야 한다는 신념을 낳았다. 이 신념에 따르면 섹스를 즐기는 것은 죄이다. 테퍼 박사는 "기독교인이건 아니건 이 전통에 얽매여 있다. 하지만 이 전통의 배경을 알게 된다면, 섹스에 관한 이중적인 느낌에서 벗어날 수 있다"고 지적했다.

루의 도서관에서 찾은 비밀정보

성어거스틴은 여성이야말로 남성의 구원을 가로막은 최대의 장애물이라고 생각했다. 하지만 그도 "주여! 저를 순결하게 하소서. 하지만 아직은 안 됩니다"라고 기도했다.

20세기에 들어와 현대 심리학이 발전하면서 '섹스=죄'라는 도식은 외면당하기 시작했고 섹스에 대해 보다 개방적인 태도가 가능해졌다. 하지만 섹스란 즐거움이며 또 좋

은 것이라는 생각이 뿌리내리기 시작한 것은 여성운동이
태동한 뒤의 일이었다.

<table>
<tr><td>역사적인 사실과
재미있는 사실</td><td>중세로 돌아가 보자. 당시 사람들은 자위를 많이
하면 음부의 털이 직모가 된다고 믿었다. 당시 음
모를 곱슬거리게 만드는 컬 클립이 대유행한 것도
그런 까닭인 것 같다.</td></tr>
</table>

'섹스=죄'라는 명제는 여러 방식으로 섹스, 특히 오르
가슴에 관한 우리의 생각에 영향력을 행사했다. 그 결과로
우리는 성적 충동을 억제하려고 노력하게 되었고, 자연스
러운 성적 자발성을 상실하게 되었다. 성적 본능을—무의
식적으로라도—두려워한다면 어떻게 섹스를 즐길 수 있겠
는가? 성은 금지의 대상이었기에 우리는 성적 쾌락의 다
양한 차원에 접근할 수조차 없었다.

행간을 읽어라

　　　　　　섹스에 관한 정보가 이토록 혼란만 가중시키게 된 원인은 무엇일까? 전문가들도 여성의 오르가슴에 관해 상반된 견해를 보이고 있다. 심리분석가인 프로이트를 비롯한 초기 과학자들은 클리토리스를 자극해서 얻는 오르가슴이 질에서 기원하는 오르가슴보다 '성숙도'가 떨어진다는 의견이었다. 그 뒤 매스터스(Masters)와 존슨(Johnson)은 모든 오르가슴이 클리토리스의 자극에서 기원한다며 프로이트의 질 오르가슴을 반박했다. 그다음에는 G포인트에 관한 정보가 나오기 시작했고, 질 안의 적어도 한 영역(G포인트)에서 오르가슴이 시작될 수 있다는 사실이 명확해졌다. 매스터스와 존슨은 여성도 남성처럼 사정할 수 있다는 것을 인정하지 않았다. 하지만 여성도 사정한다는 사실이 확인되면서 이 사실은 라디오와 신문, 잡지 가판대를 통해 들불처럼 빠르게 확산되었다.

최신 연구 결과들은 물론 널리 알려져야 한다. 하지만 불완전하게 알려질 때의 부작용이 문제이다. 예를 들면 '여성은 누구나 섹스 중에 사정한다'는 잘못된 생각이 아직도 커다란 영향력을 행사하고 있으며, 중요한 출판물은 물론 의사들까지도 이것을 인용하고 있다. 물론 대다수의 의사와 전문가들은 이런 연구 결과의 많은 부분이 시대에 뒤진 것임을 간파하고 비판적인 입장을 취하고 있지만 불완전하거나 시대에 뒤진 연구 결과 그리고 부정확한 정보들이 아직도 여전히 극성을 부리고 있다.

다른 예를 들어 보자. 매스터스와 존슨을 비롯한 많은 연구자들이 주장한 정보, 즉 성적 반응이 일어나는 반사경로는 단 하나뿐이라는 정보는 정확하지 못하다. 그들은 클리토리스가 여성 성감의 중심부이기 때문에 외음부 신경이 오르가슴을 이끈다고 주장했다.

하지만 비버리 위플 박사 등의 과학자들은 여성의 오르가슴을 이끄는 신경회로는 적어도 둘 이상이며 G포인트, 질 그리고 요도와 연결된 신경들이 이에 포함됨을 밝혀냈다.

이 모든 과학자들은 섹스와 오르가슴에 관한 지식과 이해를 넓히는 데 크게 기여했다. 하지만 무엇이건 센세이셔

널하게 혹은 불완전하게 보고되는 정보에는 조심할 필요가 있다.

어떤 정보건 행간을 읽고 스스로의 경험에 의지하는 것이 좋다.

역사적인 사실과 재미있는 사실 빅토리아 울헐(Victoria Woodhull)은 창녀, 영성주의자, 주식 브로커, 일간지 발행인을 거쳐 1872년에는 미국 대통령 후보로 나섰다. 그녀가 내세운 선거 공약은 자유연애, 미니스커트, 사형제도 폐지, 채식주의, 특별소득세, 산아 제한, 시민 주택의 개선, 이혼법의 완화, 세계정부 구상 그리고 여성 오르가슴이었다. 정말 시대를 앞서간 여성이었다.

미디어의 폭력

　　　　섹스에 관한 신화는 요즘에도 권력을, 그것도 때로는 위험한 방식으로 휘두르고 있다. 많은 신문과 잡지의 기사들이 여성과 남성이 침대에서 섹스를 즐기지 못하도록 억압하고 있다. 예를 들어 여성은 키가 크고 날씬하고 섹시해야 한다거나 남성은 근육질에 키가 크고 강건해야 한다는 등 특정한 외모를 지녀야 한다며 사람을 주눅 들게 한다. 하지만 여성도 남성도 이런 요구를 다 만족시킬 수는 없다. 이상적인 여성상, 이상적인 남성상에 부합하지 못하는 사람은 패배감을 느끼게 되고 스스로에 대해 부정적인 느낌을 갖는다.

앞서 이야기한 바와 같이 《코스모폴리탄》에서 가장 많이 받는 독자의 질문은 어떻게 하면 오르가슴을 느낄 수 있느냐는 것이라고 한다. 이런 질문이 많이 나오는 까닭은 무엇일까? 젊은 여성들이 나이나 경험이 많은 남성 파트너들로부터 엉뚱한 타입의 오르가슴 압력을 받고 있기 때문이다. 많은 남성들이 정상 체위의 질 오르가슴을 요구하지만 여성은 정상 체위에서 오르가슴을 느끼기가 어렵다. 클리토리스를 향한 남성의 상하운동이 여성의 오르가슴을 방해하기 때문이다. 파트너에게 특정한 타입의 오르가슴을 요구하는 것은 결국 두 사람 모두에게 득이 되지 않는다. 남성들은 성인용 영화에서 배운 정보를 가지고 그녀를 기쁘게 해주려고 노력하지만, 그런 정보는 잘못되었거나 부정확할 확률이 매우 높다. 그런 남성들은 '그녀에게 오르가슴을 선사'하는 것 자체가 자기 만족일지 모른다. 아무튼 이런 섹스는 남성과 여성 모두에게 부담만 안겨 주며 최상의 즐거움으로 다가갈 수 있는 가능성을 파괴한다.

무엇이 섹시한가?

미디어는 또 무엇이 섹시한지 객관적으로 설명하고 정의 내리려는, 매우 위험한 경향을 가지고 있다. 그래서 소위 섹시하다는 외모와 행동에 관한 충고와 이미지가 범람하고 있으며, 그 결과 우리는 스스로 섹시하지도 매력적이지도 못하다는 불안감에 휩싸여 있다. 하지만 내 주장은 다르다. 당신이 섹시하다고 느낄 때 당신은 섹시하다!

나는 성 세미나를 이끌며 수많은 여성과 남성들을 만났다. 그들 가운데 스스로의 몸에 만족한 사람들은 스스로 섹시하다고 믿고 있었다. 여성에게도 남성에게도 소위 객관적으로 섹시한 모습은 존재하지 않는다. 육감적인 여성도 섹시할 수 있고 키가 작거나 큰 여성도 섹시할 수 있다.

각선미가 아름다운 여성, 미소년 스타일의 여성, 각진 몸매의 여성, 마른 여성, 부드러운 여성 등등 어떤 여성도 마찬가지이다. 자신이 섹시하다고 느끼는 여성들에게는 한 가지 공통점이 있었는데 그건 바로 스스로에 대한 느낌이었다. 그들은 한결같이 스스로의 몸에 대해 상당히 만족하고 있었다.

우리 모두는 소위 이상적인 미모를 지니고 있지는 않지만 언제나 남성들을 매혹시키는 여성을 한 명쯤 알고 있지 않은가? 그런 경우 우리는 거의 직감적으로 그녀가 알고 있는 그 무엇인가가 그녀를 매력적으로 만들고 있다는 걸 느낀다. 그녀가 알고 있는 것? 그것은 바로 그녀가 매력적이며 섹시하고 누구나 원하는 상대라는 사실이다.

남성도 마찬가지이다. 멋진 외모의 남성이 반드시 섹시한 것은 아니다. 오히려 여성 같은 남성, 여성을 배려하며 기쁘게 해주는 남성이 섹시하다. 여성들이 재미있는 남성을 좋아하는 이유는 뭘까? 유머는 그녀를 즐겁고 기쁘게 해주려는 의식적인 노력이기 때문이다.

역사적인 사실과 재미있는 사실	카리브 해 지역에 살던 민족들은 밤에는 섹스를 하지 않았다. 밤에 잉태된 아이는 장님이 된다고 믿었기 때문이다.

‘섹시’란 외모와 상관없는 특성이다. 중요한 것은 성적으로 자신을 아는 것, 그리고 자신의 성적 갈망을 편안하게 받아들이며 믿는 것이다. 사랑하는 그녀 혹은 그가 얼마나 매력에 넘치는지 그리고 당신을 얼마나 달뜨게 하는지 말해 보라. 언제나 효과 만점일 것이다. 이런 류의 피드백은 공허한 제스처가 아니다. 그건 자신과 파트너에게 솔직한 행동, 자신이 무엇을 좋아하는지 또 어떻게 해야 뜨거워지는지 알려줄 수 있는 가장 훌륭한 방법이다.

쾌락에 관한 생각

        섹스를 할 때 오르가슴을 느끼고 그 강도를 높이는 방법은 수없이 많다. 하지만 여기서는 보다 중요한 면, 즉 쾌락의 본질을 살펴보려고 한다. 내가 경험한 바에 따르면, 쾌락에 관해 편협한 생각을 가진 사람은 섹스에 임하는 태도가 부자연스러우며 그 결과 제대로 즐길 수 없다. 다시 말해서 쾌락에 개방적인 사람일수록—특히 성적인 영역에서—쾌락을 발견하기 위한 탐험에 자유롭기 때문에 심도 깊은 쾌락을 즐길 수 있다. 그렇다면 쾌락이란 무엇인가?

옥스포드 영어사전을 찾아보면, 쾌락은 '좋거나 원하는 것으로 느껴지거나 생각되는 것을 주위 환경이나 자발적인 참여로 의식하거나 느끼는 상태. 즐거움. 환희. 기쁨.

고통의 반대말’이라고 나와 있다. 어느 성 학자는 쾌락을 몸에 기반을 둔 ‘육체적 쾌락’, 다른 사람들과의 관계에서 일어나는 ‘사회적 쾌락’, 어떤 일을 주관하거나 행할 때 느끼게 되는 감정적 차원의 ‘심리적 쾌락’, 책을 쓰거나 영화를 만들거나 음악을 작곡하거나 건물을 짓는 등 이론적인 일을 경험하거나 창조할 때 받는 ‘논리적 쾌락’의 4가지 범주로 구분했다.

이런 구분이 가능하다는 것은 쾌락이 여러 차원을 가진다는 뜻이다. 성적 쾌락도 마찬가지이다. 대부분의 사람들은 성적 쾌락을 육체적 쾌락에 국한시켜 이해하고 있지만 이는 잘못된 생각으로, 이미 지난 20여 년 동안 비판을 받고 있다. 특히 주목할 만한 비판은 1974년 매스터스와 존슨이 제기했는데, 이들은 성적 쾌락이 몸뿐만 아니라 두뇌까지 포함하는 ‘심리·생리적 쾌락’이라고 규정했다. 과학계에서는 처음으로 성적 쾌락이 몸과 뇌에서 동시에 느껴진다는 것을 밝힌 것이다. 이로써 두뇌가 성적 자극에 흥분하는 것이 잘못된 일도 부자연스러운 일도 아니라는 사실이 밝혀졌다.

매스터스와 존슨의 이 발견은 대단히 중요한 의미를 갖는다. 섹스는 몸으로만 하는 것이 아니라 정신도 함께 동참한다는 걸 이해할 때에만—종교적 혹은 문화적 배경에서 기인하는—성에 대한 부정적·제한적인 태도가 미치는 엄청난 영향력을 실감할 수 있다. 섹스가 더러운 것, 오르가슴을 비롯한 성적 쾌락 전체가 불필요한 것, 못된 성격의 징표라고 믿는 사람은 침대에서도 마찬가지 태도를 취하게 된다. 남편이 클리토리스를 자극할 때 편안한 마음으로 즐기지 못하는가? 그건 아마도 그런 쾌락을 즐겨서는 안 된다고 고집하는 누군가의 목소리가 당신의 마음속 깊은 곳에서부터 계속 들려오기 때문일 것이다.

섹스에 대한 적대적인 태도는 아직도 널리 퍼져 있을 뿐만 아니라 우리 문화의 심층구조를 이루고 있다. 많은 사람들이 스스로 성적으로 개방되어 있다고 믿고 있지만, 성의 즐거움을 방해하는 억압의 목소리가 얼마나 머릿속에 깊이 뿌리내리고 있는지 놀랄 정도이다. 4장에서 살펴보겠지만 섹스, 특히 오르가슴은 상당 부분 정신적인 게임이다. 따라서 우리에게 필요한 첫 단계는 우리가 섹스에 관해 어떻게 생각하고 느끼는지 아는 것이다. 한 가지 분명한 사실이 있다. 성적 쾌락은 개인의 역사, 과거의 경험, 태도, 신념처럼 사람마다 모두 다른 아주 독특한 것이라는 사실이다.

목표 지향적인 섹스는 왜 역효과를 내는가?

섹스가 오르가슴이라는 최종 목표를 향해 질주하는 행위라는 생각은 그 자체로 벌써 섹스의 여정을 즐기는 데 방해가 된다.

비버리 위플 박사는 최근 발표한 〈G포인트를 넘어서, 여성의 성에 관한 최근 연구〉라는 제목의 논문에서 '성적 활동에 관해 일반적으로 수용되는 두 가지 견해'를 소개한 바 있다.

그중 보다 유명한 견해는 목표 지향적인 것으로, 섹스를 '계단 오르기'에 비유한다. "첫 단계는 터치, 다음 단계는 키스, 그다음 단계는 애무 그리고 질과 페니스의 접촉 및 섹스를 거쳐 최고 단계인 오르가슴에 이른다. 한 사람 혹은 두 사람 모두가 오르가슴이라는 목표를 생각하고 있다." 위플 박사에 따르면 목표 지향적인 섹스, 오르가슴에 접근하는 목표 지향적 방식은 여성과 남성 그리고 특히 커플의 자유를 제한한다.

두 번째 견해는 "쾌락 중심적인 것으로…… 원에 비유할 수 있다. 원의 각 점이 그 자체로 목적이듯이 키스, 오럴섹스, 애무 등 모든 성적 표현이 그 자체로 두 사람을 만족시킨다는 것이다. 어떤 표현도 다른 표현으로 이끄는 단계가 아니다"라고 말한다.

위플 박사는 한 걸음 더 나아가 목표 지향적인 섹스의 위험을 지적했다.

"커플 중 한 사람은 목표 지향적이고(대부분은 남성이다) 다른 한 사람은 쾌락 중심적일(대부분은 여성이다) 경우, 목표에 달성하지 못했을 때나 목표에 관해 의사소통이 이루어지지 않았을 때 문제가 발생할 수 있다."

당신이나 당신의 파트너는 섹스에 관해 어떻게 생각하는가? 섹스에 관한 당신의 태도가 쾌락의 즐거운 오솔길을 산책하는 데 방해가 될 수 있다. 누구나 섹스를 하지만 섹스, 특히 오르가슴은 대단히 개인적인 사건이다. 하트먼(Hartman), 피티안(Fithian), 캠벨(Campbell) 등의 연구자들은 여성마다 다른 오르가슴의 특수성을 '오르가슴의 지문'이란 개념으로 표현했다. 나도 그들의 견해에 전적으로 동감한다. 또 얼굴만큼이나 개인적이고 특수한 성 반응을 수용해야 한다는 위플 박사의 견해에도 찬성한다.

우리는 한 사람 한 사람 모두가 서로 다른 특별한 인격체이듯이 성적으로도 하나밖에 없는 특수한 피조물이다. 섹스와 오르가슴에 관한 한 당신 자신과 당신의 경험을 신뢰하라. 다음 장에서는 우리의 몸 그리고 오르가슴이 일어나는 동안 몸 안에서 일어나는 현상에 관해 살펴볼 것이다. 성적 광채를 발하는 몸을 살펴볼 때 언제나 명심해야 할 점이 있다. 쾌락을 즐기고 오르가슴을 성취하는 데에는 옳은 방법도 잘못된 방법도 없다는 사실이다.

3

오르가슴의 생리적 측면

육체의 반응

　　　　　섹스, 특히 오르가슴은 대개 육체
적 활동이나 표현으로 생각된다. 생리적 관점에 국한하자
면 육체는 쾌락을 경험하는 장소이다. 그러니 성에 관해
이야기할 때에는 육체에 관해 알고 그 사실을 받아들이는
것이 더없이 중요하다. 하지만 육체의 성적 활동에 관해
잘 알고 있는 사람들이—남녀를 불문하고—많지 않은 것
이 현실이다. 섹스는 사적이며 친밀한 영역의 일이기 때문
에 마음을 열고 자유롭게 토론할 수 있는 사람이 거의 없
다. 우리는 성적 육체에 관해 무지할 뿐만 아니라 이에 관
해 배우는 것까지 꺼리는데, 그 이유는 성에 관해 널리 유
포되어 있는 상반되고 모순된 견해들 때문이다. 성에 관한
정확한 정보가 없기 때문에 우리는 어디로 가야 문제를 해

결하고 경험을 공유할 수 있을지 모르고 있다.

당신이 원하는데도 몸은 성적 반응을 보이지 않을 때가 있다. 무엇 때문일까? 날씨가 추워서, 감기에 걸려서, 피곤해서, 스트레스가 심해서 그럴 수 있다. 혹은 최근에 수술을 받았다거나 기타 건강 상태 때문에 그럴 수도 있다. 우리의 몸이 성적으로 반응하지 않을 때, 그 이유마저 분명하지 않다면 어떻게 성적 쾌락에 접근할 수 있겠는가? 당신이 만약 그런 상황에 처해 있다면 무슨 조치든지 취하고 싶지 않겠는가? 신체의 성적 반응에 관한 지식이 있다면 최소한 무슨 일이 벌어지고 있으며, 또 그 이유가 무엇인지 알 수 있을 것이다.

루의 도서관에서 찾은 비밀정보

대부분의 성 학자들은 섹스가 많은 부분 학습된 반응이라고 말한다. 대부분의 성적 태도와 반응 패턴뿐만 아니라 오르가슴과 오르가슴의 가능성들도 학습된 것이라고 한다. 학습되었다는 것은 우리가 성장한 사회의 영향을 받았다는 뜻이다. 여기서부터 다음과 같은 질문이 제기된다. "성적 잠재력의 틀을 결정하고 있는 섹스에 관한 학습 내용은 과연 무엇인가?"

남녀의 섹스 사이클
– 두 사람은 만나고 싶다

《인간의 성적 반응(Human Sexual Response)》이란 선구적 저서를 출간한 매스터스와 존슨은 남녀가 섹스를 하는 동안 일어나는 생리적 변화 과정을 성적 반응 사이클로 설명했다. 그들은 이 사이클을 네 부분으로 구분했다.

1. 흥분기
2. 고원기
3. 오르가슴(쾌감기)
4. 해소기

매스터스와 존슨의 단계별 구분은 지난 25년 동안 널리 알려졌으며 또 많은 사람들이 이를 수용했다. 하지만 많은 남성과 여성의 성적 반응이 매스터스와 존슨의 체계에 정확히 부합되지 않았다. 버니 질버겔트 박사는《새로운 남성의 성(The New Male Sexuality)》이란 충격적인 저서에서 알프레드 킨제이(Alfred Kinsey)의 구상이 매스터스와 존슨의 설명보다 현실을 보다 정확히 반영하고 있다고 말했다. "성적 반응의 가장 중요한 특성은 똑같은 사람이 하나도 없다는 점이다." 다시 말해서 성적 경험에 관한 한 올바른 것도 정상적인 것도 없다. 당신과 파트너의 반응은 나이, 육체적 · 정신적 상태, 흥분 상태, 파트너의 행동 그리고 파트너에 대한 느낌 등 수많은 변수와 복잡한 상호작용에서 나오는 결과이다.

<table>
<tr><td>역사적인 사실과
재미있는 사실</td><td>꿀벌의 성교 시간은 2초이다. 고양이는 8초, 갈색 곰은 1~3분, 지렁이는 4시간이다. 리처드 밀스턴 박사는《성적 남성(The Sexual Male)》이란 책에서 성교의 왕은 밍크로, 8시간 동안 교미한다고 밝혔다. 그래서 영어에서는 '밍크 같은 이'라고 하면 엄청난 정력가를 의미한다.</td></tr>
</table>

성 학자 라세 헤셀(Lasse Hessel) 박사는 섹스 사이클을 조금 다르게 구분했다. 그는 섹스 행위를 다섯 단계로 구분

했는데 "이는 물론 매우 이론적인 구분으로 각 단계는 서로 겹치게 된다"고 했다.

1. 전희
2. 성적 자극
3. 흥분(여성의 경우 질의 상부가 팽창하고 남성의 경우 발기가 일어난다)
4. 오르가슴/클라이맥스
5. 휴식

헤셀 박사는 전희와 성적 자극의 구분을 중요하게 생각했는데, 그 이유는 파트너와 함께 흥분되는 상태가 정신적이며 동시에 육체적인 활동이라는 점을 강조하기 위해서였다. 헤셀 박사의 주장에 따르면 전희는 두 사람이 흥분 상태에 돌입하며 그들만의 예식이나 성적 코드를 사용하여 서로를 준비시켜 주는 단계이다. 전희는 보다 정신적이고 감정적인 차원에서 이루어진다. 다음 단계에서 남녀는 서로 만지고 키스하는 등의 방법을 통해 육체가 성적으로 흥분되며 성기로 유입되는 혈액량이 증가하게 된다. 세 번째 단계에서는 성기가 울혈될 정도로 혈액 유입량이 증가한다. 여성의 경우에는 질과 클리토리스가 커지고 남성의 경우에는 페니스가 발기하

여성의 신체 반응

흥분
자궁
방광
질액이 나온다
음순이 부풀어 오른다
고원기
자궁이 위로 올라간다
질이 늘어난다
음순의 색이 변한다
오르가슴 플랫폼이 형성된다

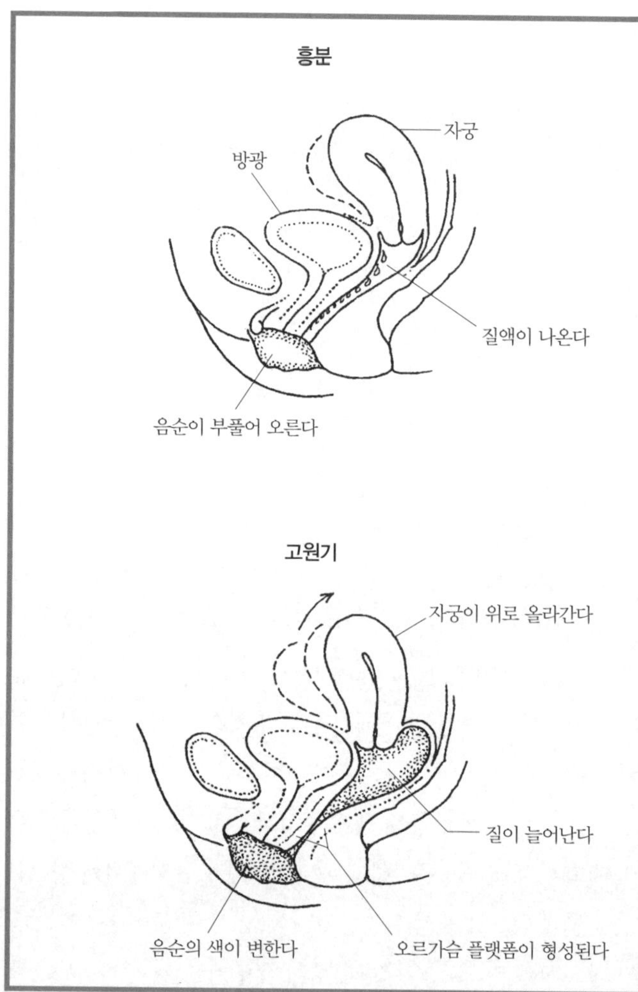

오르가슴
자궁 수축이 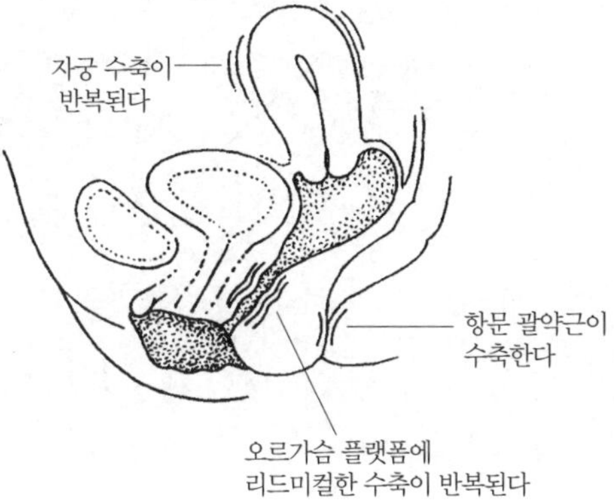
반복된다
항문 괄약근이
수축한다
오르가슴 플랫폼에
리드미컬한 수축이 반복된다

해소기
자궁이 아래로 내려온다 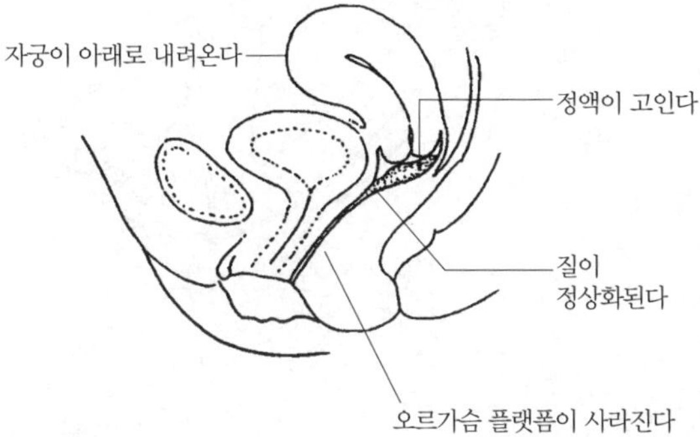
정액이 고인다
질이
정상화된다
오르가슴 플랫폼이 사라진다

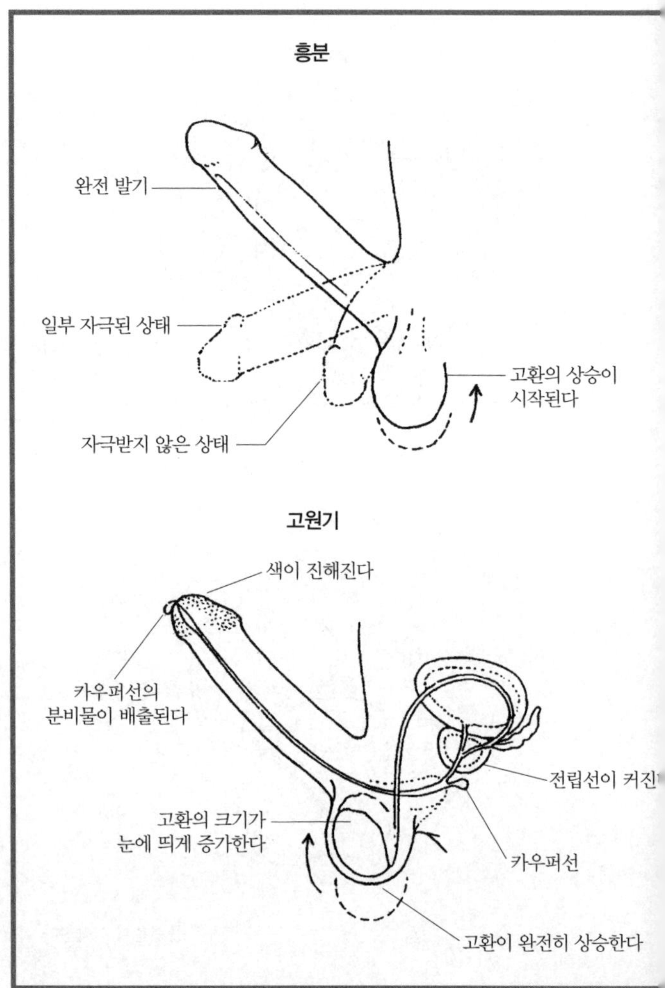
흥분
완전 발기
일부 자극된 상태
자극받지 않은 상태
고환의 상승이
시작된다
고원기
색이 진해진다
카우퍼선의
분비물이 배출된다
전립선이 커진
고환의 크기가
눈에 띄게 증가한다
카우퍼선
고환이 완전히 상승한다

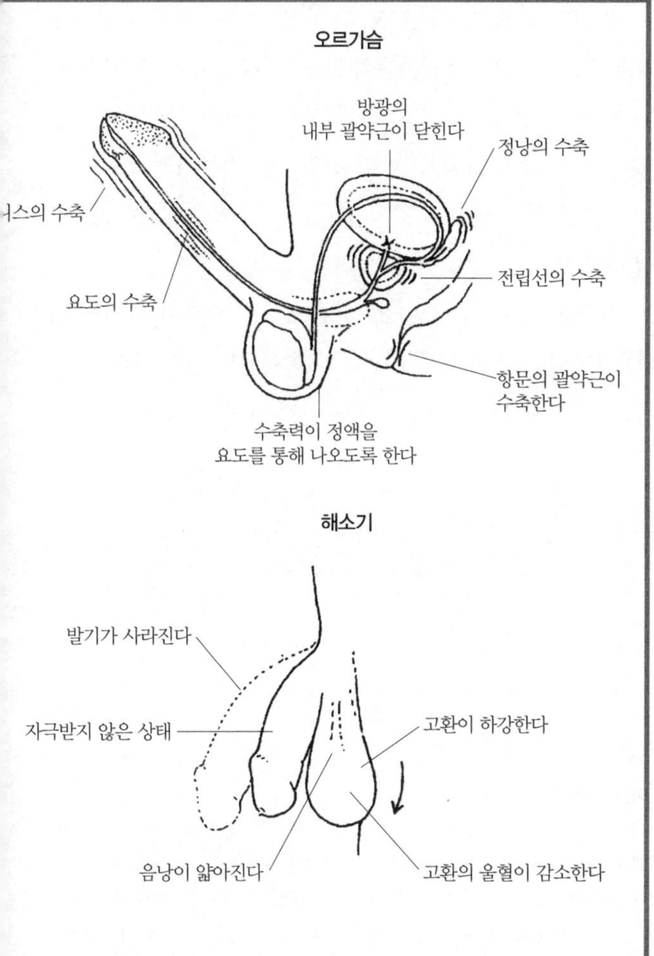
오르가슴
방광의
내부 괄약근이 닫힌다
정낭의 수축
니스의 수축
요도의 수축
전립선의 수축
항문의 괄약근이
수축한다
수축력이 정액을
요도를 통해 나오도록 한다
해소기
발기가 사라진다
자극받지 않은 상태
고환이 하강한다
음낭이 얇아진다
고환의 울혈이 감소한다

면서 음낭이 부풀거나 위로 올라간다.

네 번째 단계는 오르가슴, 다섯 번째이자 마지막 단계는 이완으로 매스터스와 존슨이 '해소기'라고 부른 단계와 유사하다. 여기서 내가 강조하고 싶은 사실이 있다. 이들 구분은 어느 정도 보편성을 띠고 있지만 전문가들조차도 의견이 일치하지 않으며 각자 나름대로(!) 특별한 관점을 강조하고 있다.

중요한 것은 일반적인 성 흐름에 친숙해져서 자신의 성적 경험의 모든 국면을 편안하게 받아들이는 것이다. 우리 모두에게 중요한 문제는 전희를 거친 다음 어떻게 하면 파

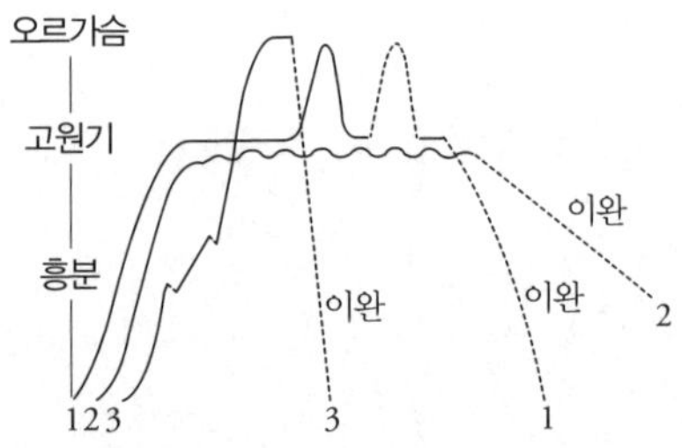

여성의 성 반응 사이클

여성의 성 반응 사이클은 크게 세 가지로 나뉜다. 패턴 1은 복수 오르가슴, 패턴 2는 흥분이 고원기 수준까지 올라가지만 오르가슴에는 도달하지 못한다. 이때는 이완이 매우 느리게 진행된다. 패턴 3은 흥분 상태에서 몇 차례 후퇴점이 보이고 그 뒤를 이은 이완 단계도 급격하다. 여성의 사이클에서 특기할 만한 점은 남성의 경우와는 달리 휴식 단계가 없다는 것이다.

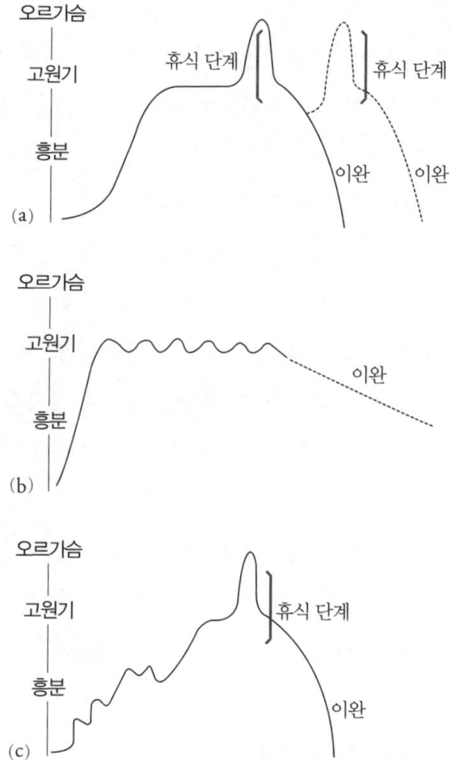

남성의 성 반응 사이클

(a) 남성 성 반응의 가장 대표적인 패턴. 점선은 변형 패턴이다. 변형 패턴의 두 번째 오르가슴과 사정은 첫 번째 오르가슴 뒤 휴식 단계가 끝난 뒤에 일어난다. (b) 고원기 단계의 흥분 상태가 지연되면서 오르가슴과 사정으로 이어지지 않는 패턴이다. 이 패턴에서는 휴식 단계가 나타나지 않으며 이완도 매우 느리게 진행된다. (c) 초기에 불규칙한 흥분 상태를 보이며 오르가슴 전의 고원기 상태가 비교적 짧다.

트너가 오르가슴에 도달하도록 도울 수 있을 것인가이다. 남성들이 특히 명심해야 할 점은 그녀가 뜨겁게 달아오를 시간을 충분히 허락해야 한다는 사실이다. 여성도 마찬가지이다. 그가 애무를 즐기는 바로 그 순간에 클라이맥스로 몰고 가야 할 것인지 자문해 보아야 할 것이다.

헤셀 박사는 "섹스는 두 사람이 오르가슴에 도달하기 위해서 파트너를 육체적으로 다루는 방법을 아는 것만으로는 부족하다"고 강조했다. 전희는 적어도 교합만큼이나 중요하며 큰 즐거움이다. 또 여성을 성적으로 자극하는 방법이 남성에게도 그대로 적용되는 것은 아니다. 보통의 경우 여성은 남성과 같은 정도의 성적 흥분 상태에 도달하기 위해서 보다 많은 시간을 필요로 한다. 사려 깊은 남성은 자신의 욕구를 조절하면서 그녀가 성적 흥분 상태에 도달할 수 있도록 배려한다.

루의 도서관에서 찾은 비밀정보

성적 경험은 어느 것이나 '좋다', '멋지다', 'OK!'라고 평가받을 권리가 있다. "우리의 목표는 여성의 성적 경험을 승인하는 것이지 새로운 목표를 창출하는 것이 아니다"라는 비버리 위플 박사의 견해에 나도 전적으로 동의한다.

　섹스의 정의는 참으로 다양하지만 여기서는 일단 일반적인 틀을 제시하고자 한다. 일반적인 틀이 있어야만 각자의 개인적 성 사이클이 얼마나 고유한 것인지 깨달을 수 있으며, 또 각 커플에게 합당한 사이클의 범위가 얼마나 넓은지 알 수 있기 때문이다. 섹스에 있어서 남녀가 조화를 이루기는 매우 어렵다고 한다. 하지만 충분한 지식만 갖추면 각자의 오르가슴 잠재력을 깨닫고 또 조절할 수 있을 것이다.

남성의 성 사이클

섹스를 하는 동안 남성의 몸 안에서는 무슨 일이 일어나는가? 가장 중요한 변화는 울혈, 다시 말해서 신체의 이곳저곳에 피가 축적된다. 또 특정한 근육이 수축되며 호흡과 맥박이 빨라진다. 오르가슴에 도달하면 근육은 다시 이완되고 혈액의 흐름도 정상치를 되찾게 된다.

흥분

남성이나 여성이나 성적 자극을 받으면 성적 반응을 나타내기 시작한다. 성적 자극은 감촉이나 냄새, 시각 그리고 생각이나 상상 등 에로틱하게 느껴지는 모든 것이 가능하다. 성적 자극을 받으면 뇌는 신체의 여러 곳으로 혈

액 유입량을 증가시키고 성기의 크기를 눈에 띄게 확장시
키는 명령을 내린다. 혈액 유입량이 증가하면 성기는 색이
진해지고 자극에 예민해진다.

　페니스, 입술, 귓볼, 젖꼭지에 혈액 유입량이 증가하면
서 감촉이나 자극에 민감해진다. 키스를 하거나 섹스를 시
작하려 할 때 파트너가 당신의 팔을 건드리는 순간 팔 전
체가 성감대라도 된 듯 소름이 끼치는 걸 느껴 보았는가?
젖가슴도—남녀 모두!—흥분하며 형태가 변화한다. 고환
은 울혈되며 커지고 음낭이 두툼해지면서 수축한다. 그래
서 음낭 안의 고환이 위로 올라가 붙으면서 골반에 압력을
가하게 된다. 이 변화를 수행하는 것은 '거고근'이라고 하
는 음낭 내부의 얇은 근육층이다. 고환의 상승은 사정을
예고하며 또 사정을 위해서 필요하다.

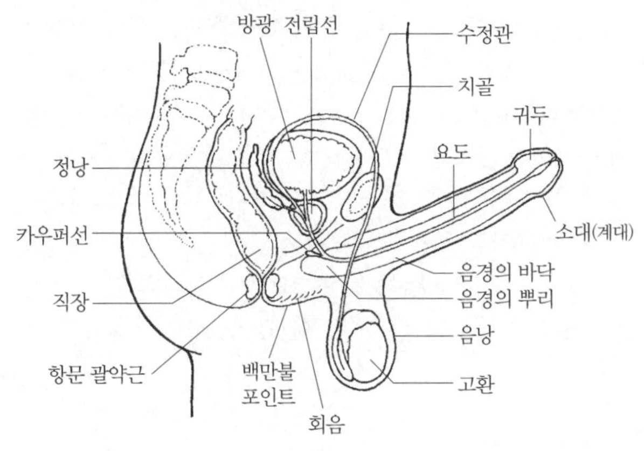

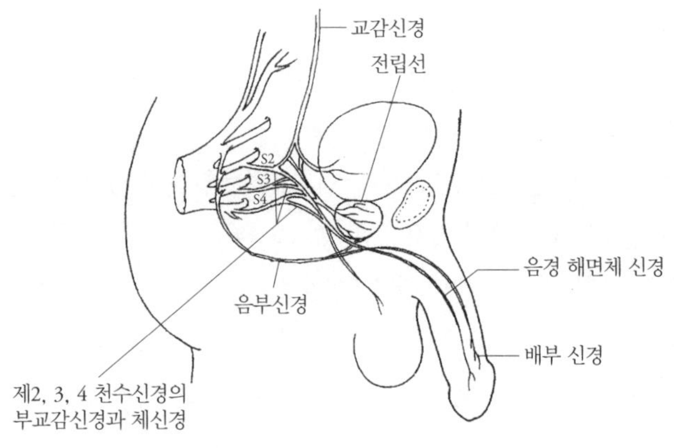

루의 도서관에서 찾은 비밀정보

리처드 밀스턴 박사에 따르면 "남성의 테스토스테론 분비량은 하루를 주기로 시간별로 변화하는 리듬을 갖는다. 아침에 최고치를 보이고 밤에 최저치를 보인다. 또 40대 중반부터는 테스토스테론 수치가 낮아지기 시작하는데, 이는 아마도 노화로 인해 고환 내에서 생산되는 테스토스테론의 양이 감소한 결과일 것이다. 이에 덧붙여 고환의 크기와 무게도 나이가 들면서 감소한다. 70세 할아버지는 35세 청년에 비해 테스토스테론의 양이 절반 정도 될 것으로 생각된다"고 한다.

발기

페니스의 발기는 유체역학에 속한다. 자극의 파도가 몰
아칠 때마다 페니스 내에 위치한 세 개의 스폰지 조직에
피가 유입된다. 페니스가 혈액으로 가득 차면 발기가 일어
난다. 페니스는 규칙적으로 야간에 발기하는 사이클을 가
지고 있는데, 남성들이 아침에 눈을 뜨면 발기되어 있는
것도 그런 이유 때문이다. 그러니까 아침에 페니스가 발기
되어 있는 것은 밤에 거친 섹스를 꿈꾸었기 때문이 아니라
훌륭하고 건강한 페니스 조직을 유지하려는 자연의 배려
이다.

루의 도서관에서 찾은 비밀정보

남성은 잠을 자는 동안—한 살짜리 갓난아기부터 90세
노인까지—발기하는 것이 보통이다. 수면 중의 발기는
하룻밤에 3번에서 5번 이상 이루어지며 매번 몇 분에서
한 시간까지 지속된다.

페니스로 다량의 혈액이 유입·저장되면 발기가 이루어
진다. 페니스의 완전 발기는 섹스 초반에 이루어질 수도
있고 그렇지 못할 수도 있다. 젊은 남성들은 대부분 즉시

발기하며 조금만 자극을 받아도 딱딱해진다. 하지만 나이가 들게 되면 딱딱해지는 데 시간이 걸리며 페니스를 직접 자극해도 발기가 잘 되지 않을 수 있다. 남성은 나이가 들면서 성적 반응, 특히 타이밍에 있어서 여성과 잘 맞게 된다. 이는 아마도 경쟁력의 균형을 이뤄 주려는 자연의 배려인 것 같다. 중년의 남성은 섹스를 하는 중에도 쉽게 다른 생각에 빠져 흥분 상태를 벗어날 수 있으며 발기에 성공하고 또 그 상태를 유지하기 위해 보다 직접적인 자극을 필요로 할 수 있다(발기 부전증과 조루 등 의학적 문제는 7장에서 다루겠다).

남성의 발기 능력은 여러 요소의 영향을 받는다. 불안, 스트레스 혹은 그저 다른 생각에 골몰해도 영향을 받는다. "일 때문에 스트레스를 받을 때는 내 물건이 작동하지 않는 것 같다"는 남성들이 많다. 또 전문가들은 불안이 발기와 사정 모두에 부정적인 영향을 미칠 수 있다고 말한다. "화가 나 있을 때에도 발기가 되고 섹스를 할 수 있지만 마음은 다른 데 있는 것이 분명하다"고 말한 남성도 있었다. 에로틱하지도 낭만적이지도 않은 외부의 영향이 강할 때 섹스 능력은 자연히 떨어진다.

사정

사정은 수축된 근육이 이완되고 페니스 등 성기에 울혈되어 있던 혈액이 빠져나갈 때 일어나는 국부 신경 반사작용의 결과이다. 사정은 두 단계로 나뉘는데, 첫 단계에서는 전립선과 정낭 그리고 정관이 수축하면서 그 내용물을 요도로 품어낸다. 정자가 정낭과 전립선에서 나오는 분비물과 혼합된 것이 사정액이다. 첫 단계는 사정의 시작이다. 이때 남성들은 클라이맥스가 임박했음을 느낀다. 매스터스와 존슨은 이 단계를 '사정 임박'이라고 불렀는데 수축이 시작되면 원하든 원하지 않든 사정이 일어나기 때문이다.

루의 도서관에서 찾은 비밀정보

흡연은 발기 능력에 직접적이고도 부정적인 영향을 미치며 정자의 수와 사정에도 영향을 미치는 것으로 생각된다. "담배를 끊어라!"

사정의 두 번째 단계에서는 골반 근육이 수축하면서 그 힘에 의해 사정액이 요도를 통해 쏟아져 나온다. 사정액은 페니스의 귀두 위로 7~10센티미터에서 30센티미터까지 솟구쳐 오를 수도 있고 그저 뚝뚝 떨어지거나 줄줄 흐를 수도 있다. 물론 아주 멀리까지 사정할 수 있는 '높이뛰기 선수'도 있다. 사정량과 사정력은 나이, 일반적인 건강 상태, 마지막 사정과의 시간적 간격 등 수많은 요소에 의해 결정된다. 아무튼 정액의 여행 거리와 연령 사이에는 어느 정도 상관 관계가 있는 것 같다. 또 오랫동안 사정을 못 했다면 그만큼 많은 정액이 고여 있을 가능성이 높다.

사정은 페니스 내에서, 또 페니스를 통해서 일어나지만, 버니 질버겔트 박사에 따르면 사정은 실상 '온몸의 반응'이다. 사정의 순간이 가까워 오면 호흡과 혈압, 심장박동이 증가하고 보통의 경우 '그 순간' 최고치를 달하게 된다. "그 순간 나는 세상 만사를 잊어 버립니다" 그렇게 말하는 남성들이 많다. 하지만 "간혹, 이번에는 아주 잘될 것 같을 때가 있어요. 그런데 그저 조금 나오고 마는 거예요. 간단히 말해 나오는 양이 충분하지 않은 것이죠. 그럴 때에는 오히려 실망만 하지요"라고 말한 남성도 있었다. 그 마음은 충분히 이해할 수 있지만 사정량이 적다고 해서 남성답지 못하다거나 성적 능력이 약하다는 뜻은 결코 아니다.

해소

사정이 끝난 뒤 남성의 몸은 흥분 이전의 상태로 돌아간다. 대부분의 남성들에게 이 변화는 대단히 급격하게 일어난다. 그래서 '남자는 정액만 쏟아내면 그대로 곯아떨어진다'는 상투적인 이미지가 생겨난 것이다. "오르가슴 뒤 약 25분간은 스트레스가 완전히 사라졌다." 한 남성의 말이다.

사정이 끝난 뒤, 몸 안에서는 무슨 일이 일어나고 있을까? 페니스로 몰렸던 피가 빠져나가면서 정상 상태로 돌아간다. 혈압, 맥박, 호흡이 정상치를 회복하고 음낭과 고환도 크기와 밀도가 줄어들며 정상 위치로 복귀한다. 남성들이 잠들고 싶어 하는 이유는 긴장이 완전히 풀리기 때문이다. 방금 전까지 엄청나게 긴장했던 근육이 풀리면서 온몸이 휴식 상태에 몰입하는 것이다. 전신 마사지를 받고 난 뒤의 기분을 한번 상상해 보라. 온몸이 노곤해지며 쉬고 싶지 않은가?

여성의 성 사이클

여성의 성 사이클도 남성의 경우
와 마찬가지로 흥분에서 클라이맥스를 거쳐 이완까지 4단

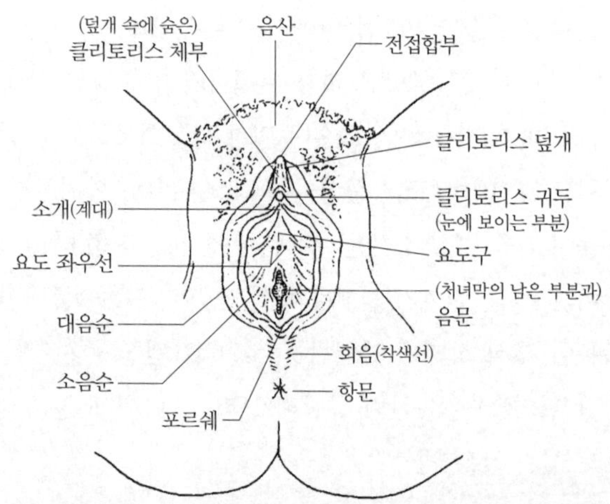

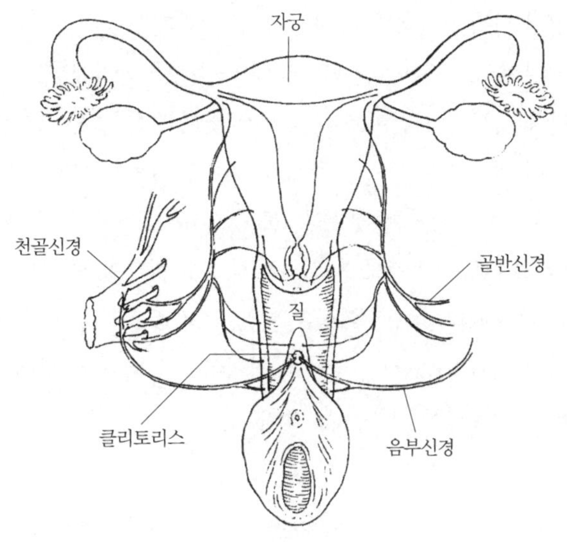

계로 나누어 살펴볼 수 있다. 하지만 앞에서 살펴보았듯이 남녀의 성 사이클은 조화롭지 않다.

흥분

젖가슴이나 젖꼭지, 질, 클리토리스를 키스하거나 애무하 면 여성의 골반 조직 전체에 혈액이 유입되며 질이 촉촉해지고 대음순과 소음순이 부풀며 진한 색을 띠기 시작한다. 여성의 몸이 젖어들기 시작하는 것이다. 이때 질은 질액을 방출하며 섹스를 준비한다. 질액의 생산이야말로 여성의 성적 흥분을 나타내는 첫 신호이다.

생리적으로 볼 때 질액의 생산은 남성의 발기에 해당하지만 남성보다 시간이 오래 걸리는 것이 보통이다. 그래서 남성이 발기해서 섹스할 준비가 되어도 여성은 아직 준비 상태일 때가 생기는 것이다. 물론 성적 자극에 촉촉하게 젖어드는 데 30초밖에 안 걸리는 여성도 있지만 모두가 그런 것은 아니다. 어떤 여성은 몇 분이 걸리고 어떤 여성은 전혀 젖어들지 않는다. 따라서 질액이 여성의 흥분 상태를 나타내는 유일한 기준은 될 수 없다.

<table>
<tr><td>역사적인 사실과
재미있는 사실</td><td>조엘 블록(Joel Block)과 수잔 바코스(Susan Bakos)에 따르면 "여성은 서른 살을 넘겨야 자신의 몸을 편안하게 받아들일 수 있고 섹스에 자신감을 느낄 수 있다. 여성의 오르가슴 능력은—복수 오르가슴의 능력까지 포함하여—늙어도 줄어들지 않는다. 남성이 최고의 훌륭한 연인이 되려면 사정을 조절하며 여러 방법으로 파트너를 즐겁게 해줄 능력을 갖춰야 하는데, 이는 열아홉 살의 나이로는 거의 불가능한 일이다"라고 했다.</td></tr>
</table>

대단히 흥분한 상태인데도 몸은 여전히 건조하고 질액이 생산되지 않는 여성도 있다. 그 원인은 매우 다양한데

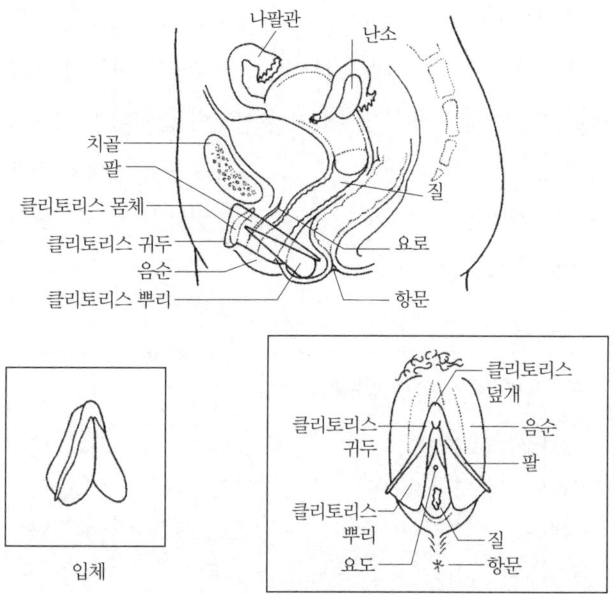

체세포를 건조하게 만드는 항히스타민과 같은 약물의 복용도 원인이 될 수 있으며 체내의 수분량과도 관계가 있다. 저녁나절 술을 마셨다면 체내의 수분량이 약간 내려가는데, 이는 여성의 질액 생산에 직접적인 영향을 미치게 된다. 흡연도 원인이 될 수 있으며, 질액 생산에 꼭 필요한 여성 호르몬 에스트로겐이 부족하기 때문일 수도 있다. 섹스와 오럴 섹스 혹은 손이나 섹스 기구를 이용한 자극에 적당한 윤활제는 시장에 여러 종류가 나와 있다. 이에 관해서는 8장에서 다루겠다.

흥분의 두 번째 단계에서는 질이 확장되고 자궁이 위로 올라가면서 질의 윗부분 1/3이 풍선처럼 늘어나며 페니스가 진입할 공간을 만들어주게 된다. 대부분의 여성들은 페니스가 진입한 뒤 자극이 강해져도 질 안에서 일어나는 이런 변화를 느끼지 못한다.

루의 도서관에서 찾은 비밀정보

고장난 전축판처럼 같은 소리만 반복해서 미안하다. 하지만 수천 명의 여성들이 한결같이 말하는 이야기를 명심하라. 전희는 서두르지 말고 천천히 음미하듯 즐겨야 한다!

오르가슴

생리적 관점에 국한해 볼 때 여성의 오르가슴은 질의 상단 1/3의 근육과 자궁이 수축을 시작하는 것이다. 하지만 오르가슴은 이에 그치지 않는다. 여성이 클라이맥스에 도달할 때 몸 안에서는 어떤 일이 일어나는지 살펴보자.

▶ 근육이 긴장하고 심장박동과 혈압이 상승한다.

▶ 젖꼭지가 발기한다.

▶ 충혈된 클리토리스가 발기하며 클리토리스 덮개 안에서 움직인다.

▶ 대음순과 소음순이 커지면서 질액이 증가한다.

▶ 질이 계속 팽창하면서 길어지며 젖가슴이 부풀어 오른다.

▶ 클리토리스가 짧아지며 음순의 색이 진해진다.

▶ 항문 근육을 포함한 일련의 근육들이 계속 긴장하면서(때로는 심하게) 수축한다.

▶ 오르가슴이나 근육 경련이 일어난다(근육 경련의 간격이 0.8초까지 짧아진다).

오르가슴은 클 수도 있고 작을 수도 있으며 짧을 수도, 길 수도 있다. 5장에서 살펴보겠지만 여성의 오르가슴 형태는 10가지에 이른다. 7장에서 상세히 살펴보겠지만 여기서 우선 강조하고 싶은 사실이 있다. 오르가슴을 한 번도 경험한 적이 없는 여성들 가운데에는 어떤 방식으로 사랑받고 싶은지 탐구할 수 있는 안정된 성관계를 갖지 못한 여성들이 많다. 또 어떤 형태로든 감정적 혹은 성적인 학대에 시달리기 때문에 오르가슴을 느끼지 못하는 여성들도 있다. 오르가슴에 관한 과학적 인식이 증가하면, 일부 여성들이 오르가슴에 도달하지 못하는 원인이 보다 명확하게 밝혀질 것이다. 하지만 여기서 명심해야 할 점이 있다. 오르가슴은 매우 구체적인 생리적 과정에 따라 이루어지지만 감정적·심리적 요소가 엄청난 영향력을 발휘한다. 아직까지 오르가슴을 경험해 보지 못했어도 절대 희망을 포기하지 말라! 오르가슴은 단순한 가능성이 아니다. 반드시 이루어진다.

역사적인 사실과 재미있는 사실 ｜ 네덜란드 의사 레니에 드 그라프(Regnier de Graaf)는 1672년 최초로 여성의 사정을 언급했다.

여성의 사정

최근의 연구 결과를 보면 여성도 남성처럼 사정한다는 사실이 널리 인정되고 있다. 스페인의 성 학자 라파엘 카벨로(Raphael Cabello)는 여성의 사정액을 분석한 결과 포스파타제 산을 발견했는데, 이는 남성의 전립선에서만 방출되었던 물질이다. 라파엘 카벨로는 자위하는 여성을 대상으로 연구했기 때문에 정액이 섞여 들어갈 가능성은 전혀 없었다. 이 발견으로 여성의 사정액을 생산하는 관이 요도를 따라 존재한다는 사실이 확인되었다. 많은 여성들이 클리토리스를 자극할 때 사정액이 나온다는 것을 알아냈다.

또 다른 여성들은 질 안에 자극이 강해질 때 무엇인가 차오르는 느낌을 받으며 질 안에서부터 사정이 이루어지는 느낌을 받는다고 한다. 여성들은 사정을 무엇인가가 터져 나오는 느낌, 온몸으로 느끼는 강렬한 감정이라고 설명한다. 이 상태를 엄청난 강도로 다가오는 흡족한 오르가슴이라고 말하는 여성들도 있다.

사정은 훌륭한 섹스의 필수 조건일까? 그렇지 않다. 그렇다면 사정이 부끄러운 일일까? 물론 그렇지 않다. 2장에서 설명한 바와 같이 여성들은 그때 오줌을 싼 것처럼 생각하는 것 같다. 남성도 여성도 그 순간 무슨 일이 일어난 것인지 모르기 때문이다. 사정을 경험한 대부분의 여성들의 설명에 따르면, 거리낄 것 없이 자유로운 분위기에서 섹스를 즐겼을 때 그리고 사정을 해도 아무렇지도 않다는 확신이 있었을 때에만 그 일이 일어났다고 한다.

만약 당신이 사정할 수도 있다고 생각한다면 엉덩이 밑에 타월을 까는 것이 좋겠다. 그렇게 하면 사정을 하거나 마사지 오일 혹은 질 윤활제를 사용해도 침대가 더러워질 걱정을 할 필요가 없다.

이완

성적 반응의 마지막 단계는 심장박동의 증가로부터 성

기에 유입된 혈액량까지 모든 변화가 정상으로 돌아갈 때를 말한다. 여성들은 대개 오르가슴을 느낀 다음 엄청난 에너지를 느낀다. 실제로 잠이 확 깨는 느낌이라고 말하는 여성들도 있다. "그때 나는 세상과 완전히 조화를 이룬 느낌이에요. 그때가 밤이라는 것이 유감일 따름이지요. 하지만 밤이 아니라면 그 충격은 더욱 엄청나겠지요." 또 다른 여성들은 이렇게 말한다. "어떤 때에는 그이에게 얼마나 가까이 다가가고 싶은지, 그의 피부 속으로 들어가고 싶을 정도예요. 오르가슴과 그이에게 가까이 다가가고 싶은 느낌은 전기에 감전이라도 된 것처럼 짜릿해요."

오르가슴이란 무엇인가?

매스터스와 존슨은 오르가슴을 '기계적이며 수압적'인 관점에서, 다시 말해서 근육의 움직임과 혈액의 흐름에 초점을 맞추어 설명한다. 이들의 오르가슴 정의는 심리적·감정적 차원을 철저히 배제한 것이다. 매스터스와 존슨이 다른 연구자들에게 미치는 광범위한 영향을 생각할 때 이 점을 분명히 깨닫는 것이 중요하다. 하지만 오르가슴을 그렇게 국한시켜 고찰한다면 오르가슴을 느끼는 우리의 체험도 제한을 받을 수밖에 없지 않을까?

생리적 관점을 고집하는 연구자들은 오르가슴을 '성적 긴장 그리고 회음부 근육과 생식 기관의 반복적 수축이 해소될 때 최고치를 기록하는 성적 쾌락'이라고 정의한다.

오르가슴에 관한 이런 정의가 틀린 것은 아니다. 하지만 그 관점이 너무 특수하여 폭넓은 오르가슴의 모든 현상을 올바로 설명해 주지 못할 뿐이다.

오르가슴은 생리적 국면은 물론 심리적 국면까지 포함하여 광범위하게 고찰해야 한다. 그럴 때에만 각자 개인적으로 느끼는 성적 쾌락까지 접근할 수 있다. 생리적 관점과 심리적 관점을 함께 고려할 때, 모든 남성과 여성의 오르가슴 경험을 수용할 수 있으며 원하는 대로 즐기도록 개방적인 자세를 취할 수 있다.

오르가슴은 분명 몸 안에서, 또 몸을 통해 일어나는 현상이다. 하지만 심리적 · 감정적 차원이 존재한다는 것 또한 명백한 사실이다. 뇌가 '가장 중요한 성기'로 불리는 이유를 알고 싶은가? 그렇다면 책장을 넘겨라!

4

머리를 비워라

오르가슴의 정신적 측면

섹스 공포에 역공을 가하라

오르가슴을 가능케 하고 또 조절하는 능력은 뇌와 연결되어 있다. 뇌는 모든 종류의 감각을 가능케 하기 때문에 가장 강력한 성 기관이라 할 수 있다. 또 많은 여성들과 남성들이 오르가슴 때문에 스트레스를 받고 있으며 그 때문에 섹스 자체에 대해 불안을 느끼고 있다. 성 세미나에서 나는 파트너를 실망시킬까 봐 두려워 섹스를 거부하는 남녀의 이야기를 들었다. 이렇게 부정적인 생각, 부정적인 에너지는 과감하게 집어던져야 한다! 우리는 섹스도 쇼핑처럼 생각하고 있다. 돈을 주고 물건을 살 때처럼 기가 막힌 오르가슴을 얻을 수 있는 섹스를 찾아 거리를 헤매고 있다. 하지만 이런 태도는 전혀 도움이 안 된다.

오르가슴은 인생을 바꿀 수 있을 만큼 중요한 주제이다. 하지만 오르가슴에 관해 너무 많이 생각하고 통제하고 검토한다면 그 자체가 엄청난 스트레스가 되어 오히려 오르가슴이 즐겁지도 기쁘지도 않은 일이 되고 만다. 이런저런 오르가슴을 경험하라고 우리에게 속삭이는 것들이—하느님 맙소사!—정말 너무 많다. 하지만 그런 것들은 대개 달콤한 속임수에 불과하다. 솔직히 말해서 영화 속의 달콤한 커플처럼 보이는 사람들이 대체 얼마나 되는가? 그런 커플은 우리에게 비디오를 팔려는 전략일 뿐 현실과는 거리가 멀다. 이렇게 저렇게 하지 않으면 그녀 혹은 그가 불만을 느낄 것이며 결국은 도망갈 것이라는 협박성 충고도 짜증나는 일이다.

루의 도서관에서 찾은 비밀정보

성적 불만이 이혼의 원인은 아니다. 성적 불만 때문에 방황하는 사람은 있지만 이혼까지는 가지 않는다!

2장에서 살펴보았듯이 우리의 문화 그리고 우리들의 마음속에는 섹스를 억압하거나 부정적으로 보는 잘못된 생각이나 신화가 많다. 이 책을 읽고 있는 독자 여러분도 의식적으로 혹은 무의식적으로 그런 태도나 신념을 가지고 있을 테지만 이제는 과감하게 버리기를 바란다. 그런 태도나 신념은 성이 주는 즐거움과 오르가슴에 방해만 된다.

섹스를 부정적으로 바라보던 눈길을 버리고 긍정적인 입장을 취해라! 당신이 원하는 오르가슴에 도달하는 데 도움이 될 방법을 강구해라!

대화의 역할

솔직히 털어놓아라!

어떤 식으로 사랑받고 싶은지 그녀 혹은 그에게 말해 본 적이 있는가? 당신에 관한 정보도 주지 않고 그저 황홀한 느낌만을 꿈꾸고 있는 건 아닐까? 어떻게 하면 당신이 오르가슴을 느끼는지 말하고 싶지 않은가? 또 어떻게 하면 그녀 혹은 그가 오르가슴을 느끼는지 알고 싶지 않은가? 아무리 사랑하는 사람도 그 마음을 읽을 수는 없다. 그런데도 우리는 그녀 혹은 그가 내 마음을 읽어 줄 것을 기대한다. 그건 잘못된 태도가 아닌가?

세미나에서 어떤 남성이 이런 말을 했다. "내가 무엇을 원하는지 또 어떤 식으로 애무받기을 좋아하는지 아내가 알아주기를 기다리며 몇 년씩이나 허송세월을 했습니다.

정말 기가 막힌 일이지요. 아내가 진정으로 나를 사랑한다면 내가 무엇을 좋아하고 원하는지 알아차릴 것이라고 생각했던 것 같아요."

이 책을 읽는 여러분! 제발 내 말을 믿어 주세요. 마음을 읽는 능력과 사랑은 무관합니다! 사랑하는 사람이라도 마음을 읽을 수는 없습니다. 그래서 말이나 행동으로 대화하는 것이 꼭 필요합니다. 이 사실을 명심하십시오!

<table>
<tr><td>역사적인 사실과
재미있는 사실</td><td>오르가슴 중에 사망하는 일, 소위 복상사는 매우 드물다. 알코올과 음식물 그리고 혼외정사가 복상사에 영향을 미칠 수 있는 것으로 알려져 있다.</td></tr>
</table>

연인과 가능한 한 많은 것을 나누는 것, 그것이 최상의 오르가슴을 성취할 수 있는 열쇠이다. 그러자면 우선 자신을 알아야 한다. 당신이 무엇을 좋아하는지, 어떻게 만져 주고 애무하고 키스하며 핥아주는 것을 좋아하는지 알아내어 그 정보를 파트너에게 전달하라. 꼭 말로 해야 하는 것은 아니다. 동작이나 행동도 웅변이 될 수 있다. 꼭 알아야 할 것을 모르고 있다고 바보 취급을 당한 적이 있는가? 그렇다면 명심해라! 성 능력은 타고나지만 어떻게 섹스를 해야 하는지 그 방법까지 엄마의 뱃속에서 배우고 나오는

것은 아니다. 섹스도 배워야 한다. 어떤 사람은 쉽게 배우고 어떤 사람은 어렵게 배운다는 차이가 있을 뿐이다. 하지만 천 리 길도 한 걸음부터! 자신의 성적 자아를 깨닫기 위해 이제라도 첫 걸음을 떼어 보자.

파트너와 이야기를 나누고 정보를 공유하기 위해서는 우선 마음이 편안해야 한다. 세미나에 참석했던 어느 여성은 한 남성에게 매우 끌리면서도 성관계를 가질 수 없었던 이유를 이렇게 설명했다.

"그는 매력적이고 말도 잘했으며 잘생긴 데다가……. 하지만 그와 함께 있으면 마음이 편치 못했어요. 그가 다른 여자들을 계속 바라보았기 때문이지요. 내가 불만을 토로하면 다시는 그러지 않겠다고 약속했지만 그의 행동을 보면 마음이 놓이지 않았어요. 그래서 섹스에 관해서는 생각할 여유조차 없었어요. 침대에서의 그를 상상할 수는 있었죠. 물론 그런 상상을 하기도 했고요. 하지만 현실로 돌아오면 너무 겁이 났고 불안했어요."

남편이라 할지라도 마음을 털어놓기가 쉬운 것만은 아니다. 어떤 여성은 이렇게 말했다.

"남편은 섹스에 늘 주도적이었어요. 나는 무엇인가 다른 방법을 시도해 보고 싶었지만 차마 그런 말을 꺼낼 수 없었어요. 남편의 기분을 상하게 할까 봐 두려웠거든요. 혹시라도 내가 이제까지 만족하지 못했다고 생각하면 어쩌나, 다른 남자와 그런 식의 섹스를 경험했다고 의심하면 어쩌나 염려가 되었어요.”

많은 사람들이 원하는 바를 솔직하게 표현하지 못하고 망설인다. 파트너의 감정을 상하게 할지도 모른다는 두려움에 그만 쾌락을 포기하는 것이다. 하지만 잠깐 생각해 보라! 멋지게 즐길 수 있는 아이디어를 내놓는데 그녀 혹은 그가 달아오를까? 얼어붙을까?

용기를 내어 시도해 보라! 그러기 전까지는 알 수 없다. 다음은 어떤 여성이 들려준 이야기이다.

“남편은 그때까지 내가 만났던 사람들 중에서 가장 개방적인 남자였어요. 그는 결코 남을 판단하지 않았지요. 나는 남편과 사랑에 빠지게 되었어요. 남편에 대해 점점 많은 것을 알게 되면서 그가 삶의 모든 영역에서 이런 태도를 가지고 있음을 알게 되었어요. 지금까지 가장 즐거웠던 기억은 그가 처음으로 이렇게 말했을 때였어요. ‘당신이 남자에게 원하는 것이 있다면 그것이 무엇이든 내가 당신에게 해주리다. 당신이 남자에게 해주고 싶은 것이 있다면 그것이 무엇이든 내게 해주시오. 당신이 원한다면 나는 개처럼 짖을 수도 있다오. 나는 당신의 남편이니 말이오.’ 그가 전화로 그렇게 말하는데 온몸이 그만 와들와들 떨렸어요.”

공통분모를 찾아라

서로 믿고 의지하는 부부의 경우, 정직이야말로 모든 문제를 해결할 수 있는 최고의 열쇠이다. 하지만 그런 경우에도 공통분모를 찾는 노력이 중요하다. 많은 남성들이 '너무 많은 것'을 요구하게 될까 봐, 그래서 그녀가 자신을 멀리할까 봐 두려워하고 있다. 또 자신의 요구가 아내나 연인에게 스트레스가 될까 봐 걱정하기도 한다. 남성들은 원하는 것을 말하고 싶은 마음과 상대에게 상처를 입히게 될 것을 두려워하는 마음 사이에서 갈등을 겪고 있다. 남자들은 인생의 행복이 여자에게 달려 있으며 행복을 성취하는 데 방해가 되는 것은 제거해야 한다고 생각한다. 그런데 그 방해물 가운데 하나는, 그녀의 기분을 망치게 할지도 모른다는 두려움이다. 사실 일반적으로 수용 가능한 성적 행위와 상상의 범위는 매우 넓다. 어느 남성이 그가 처한 상황을 이렇게 묘사했다.

"내가 소극적인 이유는 그녀의 거부가 두렵기 때문입니다. 한 번 거부당하면 다시는 시도하지 못할 것 같습니다."

새로운 성적 시도는 분명 상대를 화나게 하거나 상처를 입힐 가능성을 가지고 있다. 하지만 어떤 체위나 섹스 기구 혹은 상상을 조심스럽고 사려 깊게 제시한다면, 적어도 이해는 구할 수 있다.

한 남자는 자신의 딜레마를 이렇게 털어놓았다.

"그녀와 나는 오럴 섹스를 자주 즐겼습니다. 하지만 이제 다시는 그녀와 오럴 섹스를 즐길 수 없을 겁니다. 얼마 전 그녀의 태도에서 그걸 느꼈습니다."

루의 도서관에서 찾은 비밀정보

권태는 친밀감을 훔쳐 가는 가장 무서운 도둑이다.

섹스와 관련된 소망을 솔직히 드러내면, 엄청난 자유를 느낄 수 있지만 또 다른 한편으로는 커다란 상처를 받을 수 있다. 이는 멋지고 행복한 섹스의 가장 커다란 모순이다. 상처를 받을 수 있다는 느낌은 실로 정상적인 것이다. 하지만 우리가 세상에 태어난 그대로 벌거벗은 채 다른 사람과 우리의 몸을, 그것도 낯선 방식으로 탐구하는 행위는 매우 특별한 사건이다. 그리고 상처받을 가능성도 다행히 일방적이지 않다. 당신이 상처받는 방법과 당신 파트너가 상처받는 방법이 다르기 때문이다. 아무튼 두 사람의 대처 방식에 따라서 서로의 욕망을 충족시킬 여유가 생길 수도 있고 그렇지 못할 수도 있다.

오랫동안 부부 생활을 해왔건 신혼의 단꿈을 꾸는 중이건 '나눔의 원칙'은 언제나 유용하다. 성 세미나를 개최하며 내가 관찰한 바에 의하면 상처받을 위험을 무릅쓰고 가장 내밀한 부분을 나눌 용기를 낸 사람들은 여러 가지 경로를 통해 결국은 보다 깊은 신뢰와 정열의 관계를 획득할 수 있었다. 어느 성 상담가는 다음과 같은 명언을 남겼다.

"당신이 상처받을 수 있다는 것을 누군가에게 보여준다는 것은 그에게 당신의 삶 속으로 들어와 당신에게 영향을 미칠 수 있는 공간을 마련해 주는 것이다. 당신의 삶 속에 그럴 공간이 없다면—감정적으로든 심리적으로든 육체적으로든—아무도 당신의 삶 속에 들어올 수 없다."

즐거운 섹스 혹은 깊은 섹스?
당신과 당신의 파트너는 같은 편인가?

오르가슴으로 가는 길목에서 한 번 출발점을 돌아보자. 당신은 가볍고 장난스런 기분인데 그녀가 로맨틱한 기분이라면 긴장감 도는 일이 벌어질 수도 있다. 두 사람이 똑같은 기분일 수 없으며, 언제 어디서 어떤 섹스를 하고 싶은지 그 기대가 똑같을 수 없다. 우리는 모두가—일란성 쌍둥이는 예외지만—생김새도 다르지 않은가? 그러니 두 사람이 똑같은 성욕, 똑같은 관심을 가질 수는 없다. 일란성 쌍둥이라도 좋아하는 것은 서로 다르다. 게다가 생존을 위해 매일 해결해야 할 수많은 일들 그리고 그 일들이 불러일으키는 스트레스도 엄청나다. 그 때문에라도 우리는 자신이 처한 성적 상황과 욕구에 더더욱 솔직해지고 싶다.

이제부터 몇 가지 제안을 하려고 한다. 이 제안들은 두 사람의 머리를 정리해 줄 것이며, 적어도 두 사람 사이에서 무슨 일이 일어나고 있는지 깨닫게 해줄 것이다. 어쩌면 두 사람이 같은 편이라는 사실 그리고 침실로 향하는 길이 너무도 흥분되고 즐거운 일이라는 걸 느끼게 될지도 모른다.

문을 활짝 열자

오르가슴은 섹스의 목표, 그것도 유일한 목표는 결코 아니다. 오르가슴을 목표로 생각하는 사람은 섹스를 즐길 수 있는 가능성을 엄청나게 제한하는 것이다. 여성의 오르가슴은 열 가지나 되며 남성의 오르가슴도 여덟 가지나 된다. 섹스는 그만큼 크고 풍부한 것이다.

섹스에 몸을 맡기면 맡길수록 즐거움과 감각의 영역을 보다 폭넓게 맛볼 수 있는 가능성은 커진다. 어느 여성은 다음과 같은 비유를 들어 이야기했다.

"남자친구가 목을 마사지해 주었는데 온몸이 아이스크림처럼 녹는 기분이었어요. 그는 원래 애무를 잘 해주었지만 그때는 아주 특별했어요. 우리가 그때 섹스를 나누었다면 굉장했을 거예요."

긴장 해소가 여성에게 얼마나 중요한지 강조한 남성이 있었다.

"아내가 긴장을 풀지 못하면 아무 일도 일어날 수 없어요. 아내가 일을 마치고 돌아와 소파에 앉으면 나는 아내의 발을 마사지해 줍니다. 그러면 아내가 달아올라요. 그건 언제나 효과 만점이지요."

루의 도서관에서 찾은 비밀정보

오르가슴은 친밀감을 낳는다. 오르가슴은 두 사람을 가깝게 만들어 주는 힘이 있다. 오르가슴이 지나간 뒤 파트너를 더욱 가깝게 느끼는 사람들이 많은데, 이는 객관적으로 설명이 가능하다. 오르가슴이 일어나면 뇌에서는 '끌어안는 호르몬'이란 별명의 옥시토신이 생산된다. 그래서 파트너에게 느끼는 친밀감이 고조되는 것이다. 중년이 되기 전에는 옥시토신이 남자보다 여자에게 더 많이 생산되지만 그 이후에는 비슷해진다.

－조엘 블록, 수잔 바코스

자발성을 잃지 말자

나는 몇 년에 걸쳐 수백 명, 아니 수천 명의 남녀와 성 세미나를 했다. 그때마다 내가 가장 많이 듣는 하소연은 성관계의 열정과 자발성을 되찾고 싶다는 말이었다. 달콤한 허니문이 지나고 나서도 맨 처음 만났을 때와 같은 열정으로 즐겁고 행복한 성생활을 유지할 방법은 없을까?

5개월, 5년 아니 45년을 함께 산 부부라면 성관계를 늘 새롭고 신선하게 유지하기 위해서 특별한 노력이 필요하다. 성생활을 늘 새롭게 해주는 가장 중요한 요소는 당신의 태도이다. 사실 문제는 간단하다. 두 사람이 함께 나누는 친밀한 시간, 둘만의 시간을 무엇보다도 우선시하라! 이 태도를 의식적으로 유지하려 노력하라. 데이트를 하던 때에는 두 사람의 관계가 자연스럽게 우선권을 가졌다. 그때는 누가 시키지 않아도 자연스럽게 그렇게 되었다. 하지만 시간이 흐르고 두 사람이 서로에게 익숙해지면 규칙적인 성관계를 비롯한 의식적인 노력이 반드시 필요하다.

부부도 둘만의 시간을 의식적으로 만들 필요가 있다. 자녀가 생기면 생활이 복잡해지고 처리할 일도 늘어난다. 원만한 가정생활을 유지하기 위해 챙겨야 할 기념일도 많다. 섹스도 마찬가지이다. 섹스가 하루 혹은 한 주일의 일부가 되도록 만들라. 그러면 섹스뿐만 아니라 부부간의 친밀감도 높아진다. 또 삶의 기타 다른 국면들도 보다 쉽게 제자리를 찾게 된다. 자녀가 없는 부부도 마찬가지이다. 섹스는 부부 관계에 중요한 요소이다. 어린 자녀를 셋이나 둔 어느 어머니는 이렇게 말했다. "바로 그것이 우리 부부가 매주 수요일 밤에 데이트를 하는 이유이고, 내 사무실이 우리의 은신처가 된 이유랍니다."

섹스의 공포는 마음을 얼어붙게 한다. 그를 즐겁게 해주는 데 너무 초점을 맞춘 나머지 자신의 성욕까지 상실한 여자도 있다. 남자도 여자처럼 감수성이 민감하다. 그녀를 즐겁게 해주려고 배려한 나머지 자신의 즐거움은 상실해 버린 남자도 있다. 내가 하고 싶은 충고는 자신의 육체를 무시하지 말라는 것이다. 자신의 느낌에 충실해라. 당신이 흥분된 상태라는 걸 아는 순간 당신의 파트너도 뜨겁게 달아오를 것이다.

루의 도서관에서 찾은 비밀정보

너무도 많은 남자들이 여자에게 초점을 맞추면 만사가 해결된다고 생각한다. 여자가 즐거우면 남자는 저절로 즐겁다는 것이다. 하지만 남자도 여자와 마찬가지로 자신을 배려하고 자신의 쾌락을 탐색해야 한다.

밖의 일은 밖에서 끝낸다

어디서 많이 듣던 말이 아닌가? 정말 힘든 하루였다. 지난 달 내내 힘들여 작성했던 프로젝트를 보고하는 자리에서 사장이 그만 서류를 집어 던졌다. 이런 날 저녁에도 퇴근해서 집에 갈 때에는 다정한 연인의 분위기를 유지하도록 노력하라.

남자건 여자건 바깥 일로 받은 스트레스를 침실까지 가져가는 사람이 많다. 실패나 좌절을 경험한 날에는 특히 그렇다. 출세가도를 달리는 커리어우먼도, 현모양처 가정주부도 마찬가지이다. 늘어만 가는 업무량, 자녀 때문에 생긴 스트레스 등 외부적인 요소는 성적 욕망에 영향을 미친다. 일과 자녀는 성감을 높이는 데 방해가 된다.

<table>
<tr><td>역사적인 사실과
재미있는 사실</td><td>자녀와 함께 자면 산아 제한은 저절로 이루어진다.</td></tr>
</table>

"너무 피곤해!" 이 말은 참으로 오랫동안 섹스를 미루거나 피하기 위한 핑계로 쓰였다. 사실 고단한 하루의 일과로부터 벗어난다는 것은 쉬운 일이 아니다. 하지만 성관계를 휴식처로 생각한다면, 힘을 쏟아야 하는 일이 아니라 힘을 얻는 일이라고 생각한다면 그런 핑계쯤은 극복할

수 있다. 핑계를 찾기에 앞서 잠시 숨을 돌리고 생각해 보라. 섹스를 하고 나면 얼마나 기분이 좋아질까? 약간 거칠어질 수 있는 장소와 시간이 있다면, 낭만적인 모닥불 가에 앉아 둘만의 시간을 즐길 수 있다면 당신은 활력을 얻고 힘에 넘칠 것이며 애정은 더욱 깊어질 것이다.

무드를 깨지 마라

섹스의 즐거움을 만끽하기 위해서는 무드가 중요하다. 여자에게는 특히 중요하다. 여자는 긴장을 풀어야만 섹스를 즐길 수 있다. 여자들은 긴장이 풀리지 않으면 달아오르지 못하고 섹스에 적극적이 될 수 없다. 그런 상황에서도 섹스에 동의하는 여자가 있겠지만 마지못해 치르는 섹스는 오히려 애정을 손상시키며, 그런 일이 잦으면 그녀의 성생활은 돌이킬 수 없이 파괴된다. 성 세미나를 개최할 때마다 내가 귀에 못이 박히도록 들은 남자들의 이야기가 있다. 남자는 그녀가 적극적일 때에만(!) 섹스를 즐길 수 있다.

하지만 남자라고 소홀히 생각해서는 안 된다. 여자도 남자의 무드를 깨지 않도록 주의를 기울여야 한다. 결혼한 남자의 경우에는 집이 평화로운 장소로 느껴지는 것이 대단히 중요하다. 가정의 평화를 위해서라면 남자가 못할 일이 없다. 아내의 친구들과 휴가여행을 떠날 수도 있고 이 인승 자동차를 봉고로 바꿀 수도 있다. 평화를 갈구하는 남자의 마음은 뿌리 깊은 욕망이다. 가정이 평화로우면 남편은 다정해지며 성생활에도 당연히 긍정적인 영향을 미친다.

평화로운 환경을 만들 수 있는 가장 훌륭한 방법은 무엇일까? 우선 퇴근하자마자 일상의 문제를 전면에 내세우는 일은 삼가야 한다. 남편이 편히 쉴 수 있는 공간을 마련해 줘라. 이런저런 일을 처리해야 한다는 의논보다는 우선 안정을 되찾도록 기다려라. 포옹을 나누고 그의 목 뒤를 어루만져라. 남편과 친밀감을 나누는 것이 중요하다. 5분 혹은 10분간 그런 시간을 가지고 나면 남편도 당신의 이야기에 마음을 열게 될 것이다.

그가 촛불을 좋아하는가? 그녀가 발 마사지를 좋아하는가? 퇴근하고 돌아온 아내에게 물 혹은 맥주 한 잔을 건네준다면? 두 사람은 조용한 음악, 아늑한 조명을 좋아하는가? 그는 당신의 검은 란제리를 좋아하는가? 그는 샤워를 하고 난 다음 수건으로 몸을 감싸고 있는 당신의 모습을 보길 좋아하는가? 외식하러 나가는 걸 좋아하는가? 집에서 준비한 저녁식사를 좋아하는가? 대부분의 여자들은 여자에게만 낭만적인 분위기가 중요하다고 생각하지만 사실은 그렇지 않다. 남자도 여자와 마찬가지로 관심과 배려를 필요로 한다.

여자만 남자에게 사랑을 베풀고 있다고 생각하는 여자들이 있다. 하지만 여성 여러분, 그건 사실이 아닙니다! 여자도 분위기를 만들고 남편을 유혹해야 할 책임이 있습니다. 세미나나 인터뷰를 할 때마다 남자들이 묻는 질문이 있다. "어떻게 하면 그녀가 먼저 섹스하자는 말을 꺼내게 할 수 있을까요? 그녀가 적극적이 아닐 때에도 나는 섹스를 좋아해요. 하지만 가끔은 그녀가 먼저 뜨거워져서 적극적이었으면 좋겠어요." 여자가 남자에게 줄 수 있는 가장 큰 선물은 '당신과 즐기고 싶다'는 마음을 알려주는 것이다. 남자가 여자에게서 가장 듣고 싶은 말은 '당신을 원해요!'라는 말이다. 그에게 당신의 마음을 알려줘라!

춤을 즐겨라

여자는 육체적으로든 정신적으로든 긴장을 풀지 못하면 성적으로 흥분할 수 없다. 그녀와 섹스를 나누고 싶다면, 그녀에게 쾌감을 선사하고 싶다면, 당신의 시간과 에너지를 그녀에게 집중해라. 이는 그녀를 위해서가 아니라 두 사람 모두를 위해서이다. 여자가 달아오를 때 남자도 흥분한다!

우선 남자는 예의 바른 신사가 되어 그녀를 위해 봉사할 필요가 있다. 그녀가 빨간 장미를 좋아하면 장미 꽃다발을 선사해라. 그녀는 특별한 느낌을 받을 것이며 마음까지 따뜻해져서 섹스에 개방적이 될 것이다. 그녀는 아마 목욕을 좋아할지도 모른다. 어쩌면 금요일 저녁 외식하러 나가는 걸 좋아할지도 모른다. 그녀가 좋아하는 일에 관심을 보이고 배려해라. 그런 배려를 받으면 너그러워질 것이다.

루의 도서관에서 찾은 비밀정보

16, 17세기 유럽 궁정에서 유행했던 대로 음모를 우아하게 꾸며 보라. 평상시에 그렇게 하지 않았다면 특히 효과를 볼 것이다. 좋은 아이디어 아닌가? 음모 부근에 고급 향수를 살짝 뿌리고 음모를 하트 모양으로 만들어 보라.

신사 여러분, 그녀를 위해 특별히 배려하고 있다는 걸 알려주세요! 그녀를 위해 타이어에 바람을 넣고 휘발유를 가득 채워 주세요. 당신은 마음속으로 아내의 안전을 바랄 겁니다. 하지만 바라기만 하지 말고 행동으로 보여주세요. 물론 여자가 자신의 안전도 혼자 감당하지 못한다거나 남편의 도움을 필요로 한다는 뜻은 아니다. 하지만 남편이 자신을 돌보고 있다는 것을 알 때 여자는 마음이 편안해지고 넉넉해진다. 그리고 바로 그런 마음이 섹스에 꼭 필요하다.

이 제안은 그녀 혹은 그를 마음대로 조정할 수 있는 전략이 아니다. 하지만 남자라면 대부분의 여자들이 어떤 대우를 받고 싶어 하는지 알아야 할 것이다. 은은한 촛불로 침실을 밝히거나 그녀를 위해 목욕물을 받아주는 일 등 그녀를 행복하게 해줄 수 있는 간단한 방법들이 많다.

하지만 그녀가 섹시한 분위기를 느끼게 도와줄 수 있는 매우 실제적인 방법이 있다. 대부분의 경우 여자들은 퇴근해서 집 안에 발을 들여놓으면 잠자리에 들기 전까지 끝마쳐야 할 일들을 생각할 수밖에 없다. 저녁식사 준비, 빨래, 청소, 아이들을 먹이고 씻기는 일, 이곳저곳에 전화를 거는 일 등 해야 할 일이 끝없이 이어진다. 신사 여러분, 아내의 짐을 덜어주고 아내의 관심이 다른 곳으로 흘러가는 것을 막으십시오! 집에 돌아와서도 할 일이 전혀 혹은 별로 없는 아내는 당신의 유혹을 받아들이기가 쉽답니다.

그를 유혹하라

남자는 유혹을 즐긴다. 남자도 친절한 대우를 좋아한다. 남편을 낭만적으로 만드는 방법을 알고 있는가? 그렇다면 남편이 낭만적인 분위기에 푹 잠기도록 하라. 그가 제임스 딘 영화를 좋아하는가? 그렇다면 제임스 딘 비디오라도 빌려 놔라. 그가 골동품 잡지를 좋아한다면 바로 그걸 선물해라.

유혹의 밑바닥에는 사려 깊은 마음이 깔려 있다. 당신이 준비한 저녁식사에 완전히 흥분하는 것이 남자이다. 요리할 시간이 없다면 저녁식사를 하러 나갈 식당에 예약이라도 해둬라. 퇴근길에 그의 사무실에 들르는 것도 좋다. 당신의 마음을 알릴 섹시한 옷차림으로 바꿔 입을 시간이 없다면 그의 눈길을 끌 수 있는 액세서리라도 달아라. 스커트를 입었다면 뒤에 줄이 간 스타킹으로 바꿔 신어라. 그가 눈치를 챌 것이다. 아니면 저녁식사를 하는 동안 그의 손을 당신의 스커트 속으로 인도하라. 남자들은 여자의 속옷 속에 무엇이 있는지 너무도 잘 알고 있다. 남자의 상상력을 자극해서 나쁠 것은 없다.

남자의 상상력은 눈뿐 아니라 귀를 통해서도 자극된다. 식사를 함께 할 때 그에게 모든 것을 허락했음을 알려줘라. 미니스커트 속에 아무것도 입고 있지 않다고 말하거나 화장실을 다녀오면서 당신이 입고 있던 팬티를 슬며시 건네줘라.

저녁에 집에서 섹스를 즐길 계획이라면 낮에 그의 사무

실에 전화를 해서 암시를 줘라. 퇴근길에 날개가 달릴 것이다.

그의 옷을 벗기면서 그에게 어떻게 하고 싶은지 말해라. 대부분의 남자들은 여자가 섹스 이야기를 하는 걸 좋아한다. 당신만 괜찮다면 약간 야한 표현을 써도 좋다.

열린 마음, 솔직함, 사려 깊은 마음은 훌륭한 대화를 가능케 하는 세 가지 열쇠이다. 친밀한 대화가 이루어지지 않는다면 '침대가 무너지는' 섹스를 즐길 가능성은 줄어든다. 파트너를 배려하고 존중하며 당신의 생각과 상상을 그와 함께 나눠라. 이제까지의 경계를 훌쩍 뛰어넘을 수 있을 것이다. 대화를 통해 많을 것을 함께 나누면 섹스에 대한 자신감이 강해지며 또 스스로를 섹시하고 매력적인 사람으로 느끼게 된다. 마음의 준비만 되어 있으면 나머지(섹스)는 저절로 이루어진다. 이제 여성의 10가지 오르가슴에 대해 알아보자.

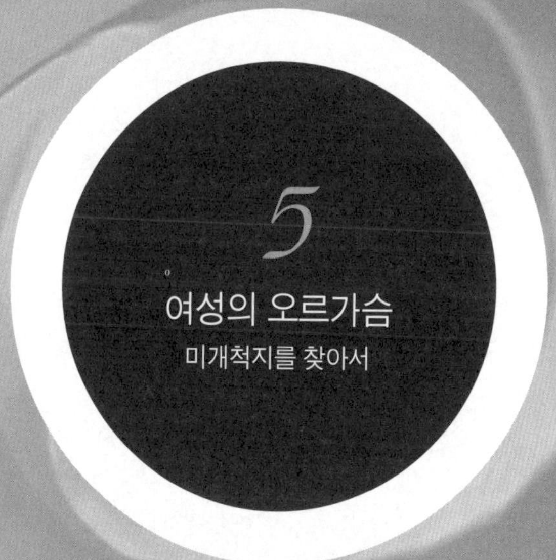
5

여성의 오르가슴

미개척지를 찾아서

마지막 관문

　　　　여성의 오르가슴은 성의 마지막 관문 중 하나이다. 어른이 되어서도 우리는 여성의 오르가슴, 그 원인과 위치에 관해 아는 바가 별로 없다. 그 이유는 성 연구가 오랫동안 남성 중심적으로 이루어져 왔기 때문이다.

여성의 오르가슴에 관한 부정확하고도 모순된 지식들은 그동안 어머니, 의사, 남편 그리고 여성의 성을 통제하려는 사람들이 주관해 왔다.

여자들은 오랫동안 오르가슴이 중요하지 않다거나, 임신을 방해 혹은 촉진한다거나, '헐렁한' 여자의 징표라거나 적절한 태도가 아니라고 믿어 왔다.

그런 상황이 역전된 것은 천만다행한 일이다. 하지만 최근 들어서 오르가슴에 관한 갖가지 선입견 때문에 여성의 스트레스는 더욱 증가하고 있다. 여성도 남성과 마찬가지로 오르가슴 능력의 빈도와 타이밍 때문에 불안을 느끼고 있다. 다시 말해서 오르가슴까지도 주문대로 생산해야 하는 것처럼 생각하고 있는 것이다.

역사적인 사실과 재미있는 사실 | 히포크라테스는 기원전 400년 전에 이미 클리토리스에 관해 기술했다.

이제부터는 오르가슴에 관한 잘못된 선입견을 해체하고, 포괄적이고도 상세한 최신 정보를 알기 쉽게 설명하겠다. 이를 통해 당신은 과거에 체험했던 오르가슴을 올바로 평가하고 인정하며 강화시킬 수 있을 것이며, 어쩌면 앞으로 새로운 오르가슴을 시도해 볼 수 있을 것이다. 이 정보는 당신을 위한 것이다. 곰곰이 생각해 보고 집어던지거나 아니면 어떤 식으로건 당신이 원하는 이들과 함께 나눠라.

다시 말하지만 나는 어떤 주제에 관해서건 많이 알면 알수록 그 주제에 관해 자신 있게 이야기할 수 있으며, 또 편안한 마음으로 그 주제 영역을 탐험할 수 있다고 믿는다. 그러므로 육체와 육체의 기능에 관해 보다 많은 것을 알면 오르가슴에 대해서도 더 많은 통찰을 얻을 수 있다. 통찰력이 커지면 통제력도 커지고, 통제력이 커지면 자유와 즐거움도 커진다. 숙녀 여러분, 여러분이 원하는 것이 바로 이것이 아닙니까?

오르가슴을 원하면서도 느끼지 못하고 있는가? 어떻게 하면 이런 상황에서 벗어날 수 있을까? 어떻게 하면 자신의 육체에 관한 지식을 넓힐 수 있으며, 어떻게 하면 적절한 테크닉으로 혹은 연인과 함께 오르가슴에 도달할 수 있을까? 오르가슴 때문에 좌절감을 느끼는 여자들이 많다. 내가 알고 있는 여자들 가운데에는 오르가슴을 느낀 적이 있는지 없는지 알지 못하는 여자들도 꽤 있고, 오르가슴을 느낀 적이 없는 여자들도 상당수 있다. 그런가 하면 어떤 남자들은 아내 혹은 파트너가 오르가슴을 느꼈다고 해도 그 말을 믿지 못했다. 그 여자들은 거짓말을 하지 않았다.

그녀들은 정말 오르가슴을 경험했다고 믿고 있었다.

이 책은 이런 혼란된 상황을 변화시킬 것이다. 성기 접촉만으로는 오르가슴에 도달할 수 없는 여자들이 대략 70퍼센트 정도 된다. 이 수치는 시카고 대학의 연구 결과에 근거한 것인데, 이 연구 결과에 의하면 연령과 상관없이 22~28퍼센트의 여자들이 섹스를 통해 오르가슴을 경험할 수 없었다고 한다. 그러니까 당신이 아직까지 오르가슴을 경험하지 못했다고 하더라도 그건 당신 혼자만의 문제가 아니며, 또 당신에게 문제가 있는 것도 아니다. 손이나 입으로 클리토리스를 자극할 때에만 오르가슴을 경험하는 여자들이 대부분이다. 또 정신없이 돌아가는 일상, 빽빽한 스케줄, 알람 시계에 의존해 시간을 쪼개어 사는 생활을 고려하면 많은 여자와 남자들이 자신의 성생활과 오르가슴의 능력에 불만을 품고 사는 것도 전혀 놀라운 일이 아니다. 이런 말을 한 여자가 있었다. "둘째 아이가 태어난 뒤까지만 해도 성생활이 좋은 편이었죠. 하지만 요즘은 하루의 일과가 끝나면 너무도 피곤하고 지쳐서 섹스를 생각조차 못 하고 있어요."

대부분의 부부가 주로 수요일 밤과 일요일 아침에 섹스를 나누고 있다. 일요일에는 방해받지 않고 즐길 수 있는 둘만의 시간을 만들기가 비교적 쉽기 때문이고, 일주일의

한가운데인 수요일에는 일을 비롯한 모든 것에서 거리를 취하고 싶어지기 때문이다. 아무튼 쾌락을 찾으려는 본능은 긍정적인 것이다.

여자가 오르가슴을 거의 혹은 전혀 느끼지 못한다면 그 이유는 대략 두 가지로 요약된다.

첫째, 자신에게 맞지 않는 방법으로 섹스를 하고 있거나 둘째, 섹스를 하면서도 마음은 다른 곳에 있는 것이다. 바로 그 때문에 여자들은 파트너와 함께 섹스를 나눌 때보다 혼자 자위행위를 할 때 오르가슴을 얻기 쉬운 것이다. 자위를 할 때는 다른 생각에 마음을 빼앗기지 않으며 또 몸의 어느 부분을 만져야 하는지 알아내기 쉽기 때문이다. 남자도 마찬가지이다.

자신에게 맞는 타입의 방법을 찾지 못했거나 몸을 만지는 것을 싫어해서 오르가슴을 경험하지 못하는 여자들도 있다. 성적 쾌락에 거부감을 느끼는 여자가 있다면 그건 어쩔 수 없는 일이다. 성적 쾌락을 거부한다면 그렇게 해라. 상관없다. 다만 무슨 이유로, 왜 오르가슴에 도달하지 못하는지 자신에게 솔직해질 필요가 있다.

오르가슴 때문에 스트레스를 받는 원인은 무엇인가? 그건 우리의 잘못된 지식, 즉 오르가슴은 저절로 얻는 하늘의 선물이라는 잘못된 생각 때문이다. 그런 식으로 오도하고 있는 영화나 책, 잡지가 너무도 많다. 예를 들어 최근에 출판된 어떤 책은 모든 여성이 한 시간(!)이나 지속되는 오르가슴을 체험할 수 있다며 속삭인다. 자신의 오르가슴이 수 초나 수 분에 불과하다는 걸 아는 여자들은 자신에게 결함이 있다고 느끼며 좌절감에 빠질 것이다. 그 책에는 한 시간짜리 오르가슴을 느끼려면 몸 전체가 자극을 받아야 한다고 적혀 있다. 하지만 내 생각은 다르다. 몸 전체

를 자극하면 여자를 계속 흥분시킬 수는 있겠지만 절정의
시간을 늘릴 수는 없다.

오르가슴의 가능성을 높일 수 있는 방법이 없는 것은 아
니다. 하지만 그런 테크닉의 학습보다 파트너와 나누는 느
긋하고 솔직한 대화가 가장 중요하다. 당신이 어떤 방식의
섹스를 좋아하는지 그에게 털어놓아라. 그도 당신의 오르
가슴을 원한다. 그가 당신을 사랑한다면 그에게 당신의 오
르가슴보다 더 중요한 일은 없다. 아무리 이기적인 남자라
도 파트너를 오르가슴에 이르게 할 능력이 자신에게 있다
는 걸 알고 싶어 한다. 오랫동안 남자들과 성 세미나를 하
면서 내가 배운 사실이 있다. 자신이 뛰어난 테크닉을 가
진 훌륭한 연인이라고 생각하는 남자들은 여자를 기쁘게
해줄 수 있다는 자신감을 가지고 있다.

오르가슴을 흉내내는 것은—비난하고 싶지는 않지만—
두 사람에게 가장 나쁜 영향을 미치는 행위이다. 그건 대
화를 단절시키는 행동이다. 남자들은 컴퓨터와 같아서 여
자가 오르가슴에 도달했다는 신호를 주면 남자는 그 정보
를 즉시 하드 드라이브에 저장하고 다음 기회에도 똑같은
방식으로 섹스를 한다. 그러므로 당신이 '흉내'를 내면 그
는 잘못된 정보를 저장하게 된다. 그런 잘못된 정보가 두
사람에게 무슨 득이 될 것인가? 내게 이런 말을 했던 남자

가 있었다. "남자를 볼 때 나는 그가 어떤 사람인지 상관하지 않습니다. 여자를 흥분시킬 수 있고 또 그를 통해 자신도 정상에 이를 수 있는 남자가 진짜 남자입니다. 여자보다 먼저 오르가슴에 오르려는 남자는 여자를 완력으로 몰아붙이는 건달일 뿐이지요."

루의 도서관에서 찾은 비밀정보

조엘 블랙과 수잔 바코스의 책 《50세 이후의 섹스(Sex over 50)》에 따르면 복수 오르가슴의 종류는 다음과 같다.
▶ 반복적 단수 오르가슴 : 서로 다른 각각의 오르가슴 사이에 휴식 단계가 있다.
▶ 순차적 복수 오르가슴 : 2~10분마다 일어나는 오르가슴 사이에 흥분 상태가 조금 낮아지는 간격이 있다.
▶ 연속적 복수 오르가슴 : 수 초 혹은 수 분마다 오르가슴이 일어나고 그 사이에도 흥분 상태가 전혀 가라앉지 않는다. 오르가슴이 오래 지속되는 동안 그 강도가 변화되기도 한다.

다양한 것이 아름답다

여성은 10가지 이상의 방법으로 오르가슴을 느낄 수 있다.

섹스에도 다양성이 중요하다. 섹스가 줄 수 있는 다양한 쾌락에 대해 깨닫는다면 이제까지 당신 스스로 그어놓은 쾌락의 경계선을 치워 버릴 수 있을 것이다. 물론 당신이 원치 않은 방법까지 강요하는 것은 결코 아니다. 사적인 일이 모두 그렇듯이 편안한 방법이 가장 좋은 방법이다. 식탁에 진수성찬이 차려져 있어도 식은 밥에 물을 말아 김치를 얹어 먹고 싶을 수 있다. 간단한 일품요리를 먹고 싶을 때가 있고 풀코스 저녁을 우아하게 즐기고 싶을 때가 있다. 이제부터 소개하는 정보는 여성들이 직접 체험한 경험에 근거한다.

여성을 오르가슴으로 이끄는 10가지 장소와 방법은 다음과 같다.

1. 클리토리스
2. 질/경부
3. G포인트와 AFE 영역
4. U포인트(요도)
5. 젖가슴/젖꼭지

6. 입

7. 항문

8. 혼합 퓨전

9. 개인적인 특수 성감대

10. 상상

1. 클리토리스 오르가슴

클리토리스 오르가슴은 가장 흔한 타입이며—일부 여성에게는—가장 느낌이 강한 오르가슴이다. 대부분의 여자들은 클리토리스를 자극하면 오르가슴에 도달한다. 클리토리스 오르가슴은 클리토리스가 자극을 받아 흥분의 정점에 달할 때 일어나는데, 그 느낌은 클리토리스 영역에서 시작되지만 몸의 다른 부분으로 번져나갈 수 있다. 클리토리스 오르가슴은 대단히 예민한 신경섬유로 구성된 외음부 신경체계와 연결되어 있다. 많은 여성들이 이 신경체계가 대단히 예민하다는 사실을 입증해 주었다. 우리 눈에 보이는 부분은 클리토리스의 일부분에 불과하다. 1998년 헬렌 오코넬(Helen O'Connell) 박사가 《비뇨기과 학회지》에 발표한 논문 〈요도와 클리토리스의 해부학적 관계〉가 알려지기 전까지만 해도 클리토리스의 실제 크기는 정확히 알려져 있지 않았다. 비뇨기과 의사인 오코넬 박사는 클리토리스가 그때까지 알려진 것보다 10배가량 크다는 사실을 발견했다. 대부분의 성인용품 제작회사들도 클리토리스의 실제 모양을 모르고 있기는 마찬가지이다. 그 때문에 인체공학적으로 부적합한 제품들이 그렇게 많이 개발·생산되고 있는 것이다.

역사적인 사실과 재미있는 사실 | 1930년 파리에서는 실내 누드 자전거 대회가 열렸다. 벌거벗은 채로 자전거를 타다가 제일 먼저 오르가슴에 도달하는 여자가 이기는 경기였다.

최근 수년간 환영할 만한 변화가 많이 일어났다. 천만다행한 일이다. 여성 해부학의 매우 중요한 부분인 클리토리스의 크기와 모양도 모르면서 클리토리스가 발산하는 쾌락의 신호를 어떻게 활성화시킬 수 있겠는가!

지난 수십 년간 오르가슴은 클리토리스를 중심으로 논의되었고, 그 결과 일종의 '클리토리스 중심주의'까지 생겨나면서 여성의 오르가슴 경험에 부정적인 영향을 미치게 되었다.

매스터스와 존슨을 비롯한 최근의 성 학자들은 클리토리스야말로 여성이 체험하는 성 세계의 중심이라고 주장했다. 이들은 클리토리스를 자극할 때에만 오르가슴에 도달할 수 있다고 주장했지만, 심리학자 버니 질버겔트와 마이클 에반스(Michael Evans)는 철저한 증거를 제시하며 매스터스와 존슨의 연구방법에 문제가 많다는 점을 밝혔다. 그리하여 이제 우리는 클리토리스 오르가슴이 가장 흔한 오르가슴이기는 하지만 그 외에도 선택 가능할 뿐만 아니라 누구나 탐험할 수 있는 오르가슴의 종류가 대단히 많다는 사실을 알게 되었다. 이제부터는 클리토리스 오르가슴에 도달할 수 있는 주요 방법들을 살펴보도록 하자.

> **루의 도서관에서 찾은 비밀정보**
>
> 클리토리스 오르가슴도—여느 오르가슴과 마찬가지로—강도가 늘 같은 것은 아니다.

클리토리스 오르가슴을 위한 핸드 테크닉

그녀를 손으로 자극할 때 두 사람은 대개 누운 자세를 취한다. 하지만 반드시 그럴 필요는 없다. 핸드 테크닉은 춤을 추는 것과 같아서 익숙해지기 전에는 어떻게 움직여야 할지 알아차리기 어렵다. 어떤 자세를 취하건 남자는 피부 접촉이 계속 유지되도록 배려해야 한다. 그것이 그녀를 즐겁게 해줄 수 있는 열쇠이다. 남자는 손을 깨끗하게 관리하여 거친 부분이 없도록 하고 손톱도 날카로운 부분이 없도록 정리한다. 그리고 필요한 경우에는 수용성 윤활제를 사용하여 그녀가 건조해지지 않도록 주의해야 한다.

신사 여러분! 손목 부분이 편안해야 합니다! 그녀의 성기 앞 살짝 솟은 음산, 음모가 돋기 시작하는 그 부분을 지그시 눌러줍니다. 이때 압력이 너무 강해지지 않도록 부드럽게 하세요. 손목 아래로 그녀의 치골이 느껴지면 좋은 자세입니다. 팔이 편안할 겁니다. 팔이 허공에 떠 있으면 쉽게 피로해져서 손가락 동작 전체에 나쁜 영향을 미칩니다. 손목이 안정되면 원을 그리는 동작도 부드러워지고 앞뒤로 움직이는 동작도 쉬워져서 그녀를 훨씬 더 기쁘게 해줄 수 있습니다.

손바닥으로 원을 그리며 누르는 동작도 효과가 있다. 애무하는 동안 페니스가 삽입되어 있다면 골반 근육을 이용하여 페니스가 질 벽을 치도록 할 수 있다. 또 검지와 가운뎃손가락 사이에 클리토리스를 끼고 위아래로 직선운동을 할 수도 있다. 많은 여성들이 자위할 때 이 테크닉을 쓴다.

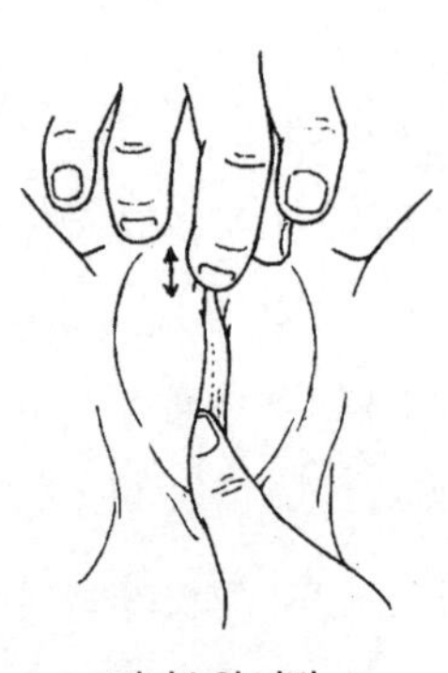

비너스의 나비

세 손가락 운동

손가락을 구부려 음순 위를 덮는다. 이때 가운뎃손가락으로 클리토리스를 쓰다듬으며 이따금씩 질 안으로 미끄러져 들어간다. 검지와 약지로 음순을 바깥쪽에서부터 지그시 누른다. 앞뒤로 쓰다듬는 동작은 좁은 범위 내에서 하고 지그시 누르는 동작은 탄력적으로 한다.

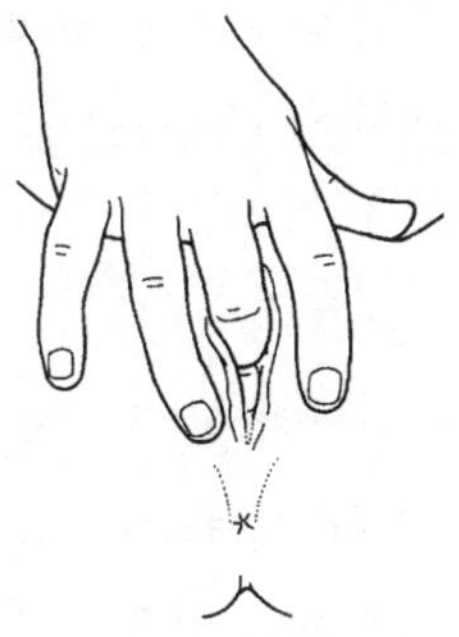

세 손가락 운동

Y 매듭

Y 매듭 동작은 두 손으로 한다. 한 손의 두 손가락으로 음순을 벌리고 두 번째 손을 그 위에 놓는다. 그리고 두 번째 손 가운뎃손가락으로 클리토리스를 위아래로 혹은 원을 그리며 마사지한다. 이 동작의 장점은 남자의 손이 피로해지지 않는다는 데 있다. 또 남자의 손가락 하나

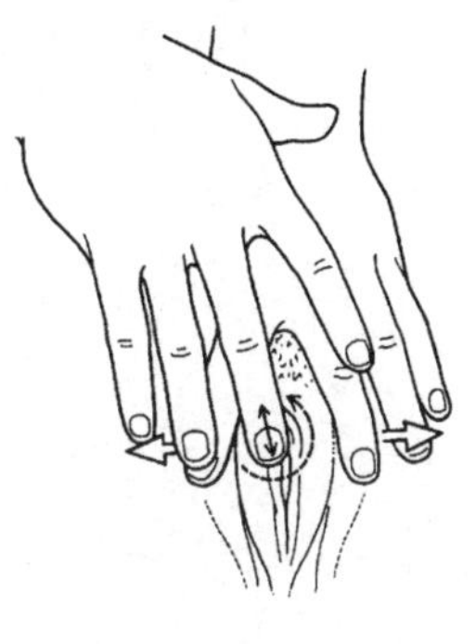

Y 매듭

가 아니라 손 전체가 그녀를 덮고 있어서 그녀도 강한 자극을 받는다. 또 남자는 손가락 하나를 아래로 미끄러뜨려 질 안에 삽입하고 질의 안과 밖에서 원 동작을 할 수 있다.

조각가

조각가 동작은 정적인 스타일과 역동적인 스타일의 두 가지로 구분된다. 남자는 알파벳 C 형태를 이루도록 손을 구부린다. 여자의 음문이 시계라고 생각하면 남자의 엄지손가락은 6시 방향으로 들어간다. 이때 유념해야 할 점이 있다.

남자의 엄지와 검지가 C 형태를 이루고 손바닥으로 클리토리스를 자극한다. 엄지손가락의 안쪽 모서리 부분으로 G 포인트에 압력을 준다. 이때 다른 손으로 음모가 난 여자의 복부를 누르면 느낌이 더 강해진다. 남자는 복부의 벽을 통해서 엄지손가락에 가벼운 압력을 느낄 수 있어야 한다. C 모양의 손으로 원 동작을 할 때 손가락

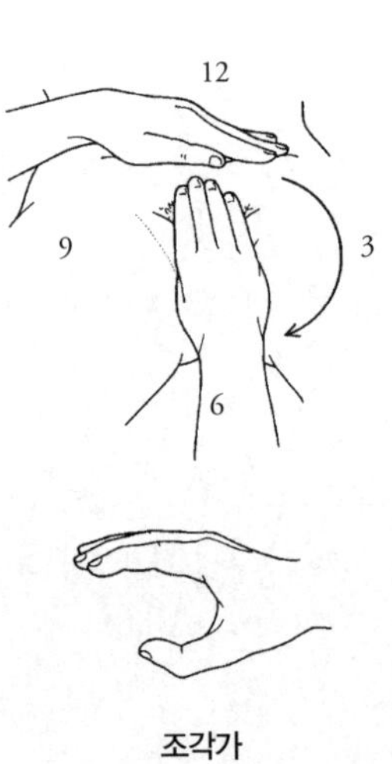

조각가

을 벌려 음부에 압력을 가한다. 많은 여성들이 좋아하는 동작이다.

클리토리스 오르가슴을 위한 오럴 테크닉

섹스에서 남자의 혀가 갖는 힘은 아무리 강조해도 지나 침이 없다. 혀의 따스하고 축축한 느낌에 대부분의 여성들 이 넋을 잃는다. 어느 여자는 이렇게 말했다. "세상의 그 무엇도 그의 입과는 비교할 수 없어요. 그 어느 것보다도 부드럽고 따뜻하거든요. 그의 입은 마술이에요." 대부분의 여자는 음문이나 음핵의 오럴 섹스를 무척 좋아한다. 느 낌이 강렬하거니와 아무 행동도 하지 않고 편안히 쉬며 푹 잠길 수 있기 때문이다. 그야말로 성의 즐거움을 선사받는 것이다. 많은 여성들이 오럴 섹스를 섹스보다 훨씬 더 친 밀한 행동으로 느낀다. 이렇게 말한 여자가 있다. "완전히 신뢰하는 남자가 아니라면 남자에게서 오럴 섹스를 받을 수 없어요."

혀 동작에는 혀의 윗바닥으로 하는 원 동작이 있고 아랫 바닥으로 하는 진퇴 동작이 있다. 미감이 있는 혀의 윗바 닥과 부드러운 아랫바닥 모두를 사용하는 것이다. 이 동작 들을 연결하면 끝없이 다양한 쾌락을 즐길 수 있다. 하지 만 언제나 부드럽게 시작해서 점차 강도를 높여 나가도록

해라. 하지만 성인용 영화에서처럼 혀끝으로 치는 동작은
별 효과가 없다. 처음 시작할 때는 그런 동작도 가능하지
만 계속 그렇게 해서는 안 된다. 그런데도 그런 장면이 성
인용 영화에 계속 나오는 이유는 무엇일까? 진짜 효과가
있는 동작은 화면에 뚜렷하게 드러나지 않기 때문이다.

　남자가 엎드린 채로 여자의 다리 사이에 누운 자세에서
는 여자의 엉덩이 밑과 남자의 가슴 밑에 베개를 넣으면
편안하다. 그렇게 하면 남자의 자세가 편해지며 턱이 침대
에 쓸리지 않고 목에도 힘이 들어가지 않는다. 가장 좋은
자세는 '클래식'이다. 클래식 자세를 취하면 여자는 등을
대고 누운 자세에서 허벅지의 각도를 조절할 수 있으며 다
리를 움직여서 강도를 높이거나 낮출 수 있다. 남자의 자

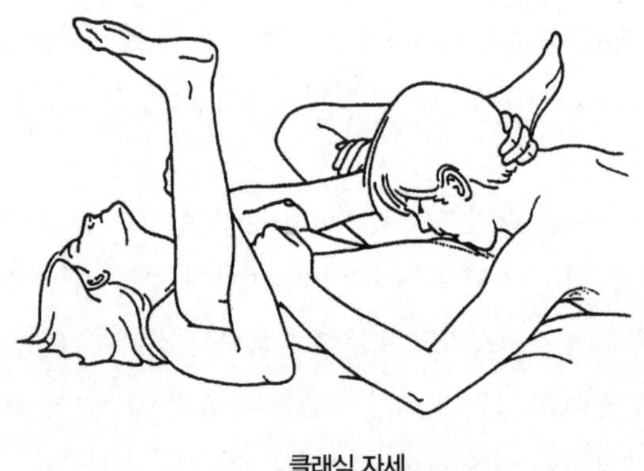

클래식 자세

세가 편안하기만 하면 여자가 의자에 앉아도 좋다.

어떤 여자는 너무 예민해서 클리토리스에 직접 가해지
는 애무를 견디지 못한다. 그런 경우에는 여자가 두 다리
를 모으거나 클리토리스의 아래쪽만 혀로 애무한다. 그렇
게 하면 클리토리스 덮개가 대단히 민감한 꼭지를 덮고 있
게 된다. 클리토리스를 직접 자극하는 걸 좋아하는 여자의
경우에는 클리토리스 덮개를 들어올리는 걸 잊지 말아야
한다. 양손의 검지와 장지를 사용해서 대음순의 안쪽을 위
로 밀어올린다. 이때 손바닥을 평평하게 하여 그녀의 음산
을 누르며 위쪽으로 살짝 들어올릴 수도 있다.

그의 얼굴 위에 내려앉은 나비

나비 체위에서는 여자가 마음대로 자극과 느낌을 조절
할 수 있다. 다음 그림에 보이는 것처럼 여자는 침대머리
에 가슴을 기대고 남자는 베개를 베고 눕는다. 이런 식으

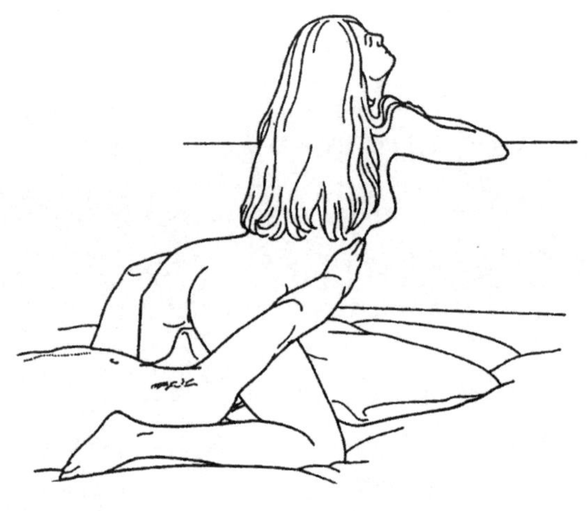

그의 얼굴 위에 내려앉은 나비

로 남자는 얼굴과 목에 가해지는 압력을 조절할 수 있으며 답답한 느낌에서 벗어날 수 있다. 이 그림을 보고 한 남자는 다음과 같이 말했다. "내 여자친구가 주말에 도착합니다. 그러니 침대보를 새로 사고 무엇보다도 침대머리를 구입해야겠습니다."

키빈 테크닉

키빈 테크닉에서 남자는 여자와 90도 방향으로 눕는다. 여자는 등을 대고 누운 자세로 그가 주는 자극을 즐기기만 하면 된다. 남자는 혀로 클리토리스 덮개의 양쪽에 위치한 K포인트를 좌우로 자극한다. 이때 남자가 손가락 끝으로 그녀의 C포인트를 지그시 누르면 그녀가 오르가슴에 도달하기 시작하는 걸 느낄 수 있다. 오르가슴의 시작을 나타내는 근육 수축이 느껴지면 올바른 자세에서 올바른 동작을 하고 있는 것이다. 성인용 사이트에서 제공하는 리얼타임 비디오에서는 이 테크닉이 소개되지 않는다. 이 테크닉은 짧은 시간내에 급격하고도 강도 높은 오르가슴을 불러일으키기 때문이다.

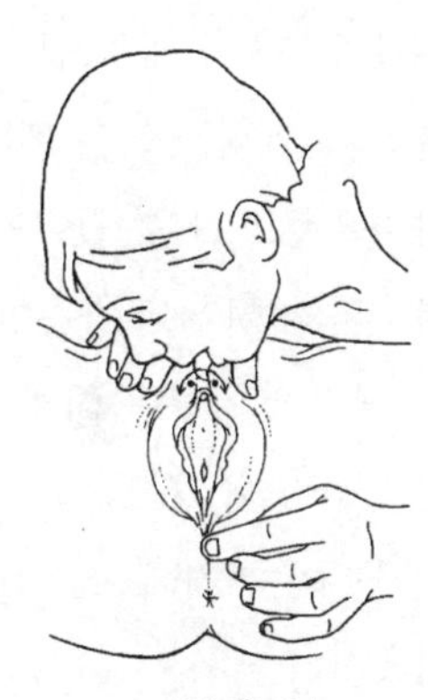

키빈 테크닉

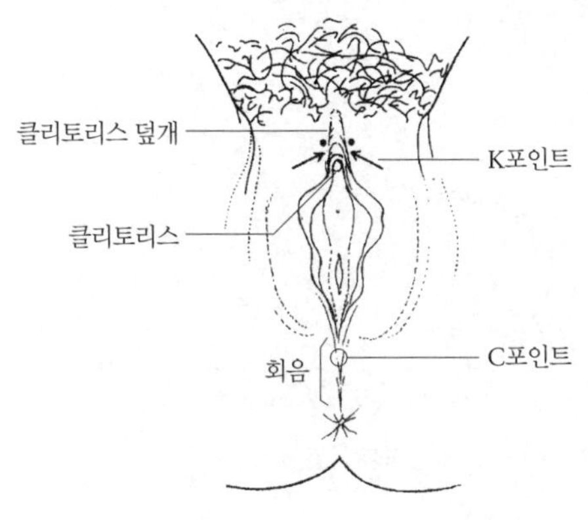

클리토리스 오르가슴을 위한 삽입 테크닉

여성 상위 체위

여성 상위 체위에서도 오르가슴에 도달할 수 있다. 이 체위에서 오르가슴을 도달하려면 이 체위를 취하기에 앞서 이미 강한 자극으로 흥분되어 있어야 한다. 또 여자가 오르가슴을 위해 어떤 자극이 필요한지 알고 클리토리스를 그의 페니스 혹은 페니스 근처에 대고 부비거나 천천히 상하운동을 할 수 있어야 한다. 그러므로 먼저 클리토리스를 자극하여 오르가슴이 임박했음을 느끼자마자 여성 상위 체위로 바꾸면 대개는 오르가슴에 성공할 수 있다. 물론 타이밍이 중요하다. 너무 시간을 끌면 페니스 삽입이 시작되기도 전에 오르가슴에 도달하거나 아니면 한껏 달아올랐던 느낌을 상실할 수도 있다.

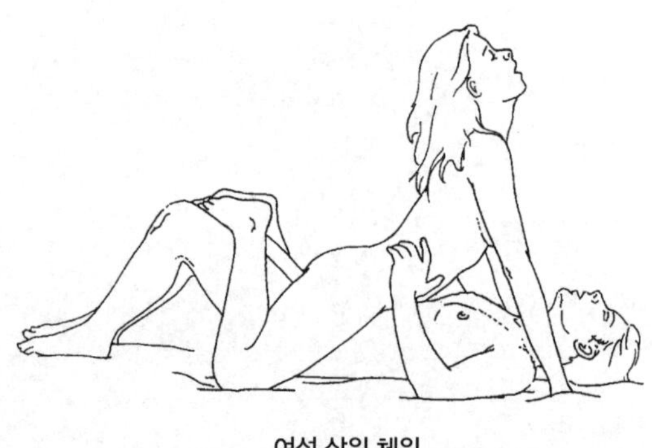

여성 상위 체위

한 여성이 바로 이 점을 강조했다. "클리토리스 자극은 타이밍이지요. 타이밍을 놓치면 그가 내 밑으로 들어오기도 전에 오르가슴에 도달해 버리거나 체위를 바꿀 때 오르가슴의 끈을 놓쳐 버려요. 항상 그런 것은 아니지만 그래도 완벽한 순간들을 만들어낼 수 있지요!"

남성 상위 체위

남성 상위 체위는 다른 어떤 체위보다도 스킨십이 크기 때문에 여자들이 매우 선호한다. 에로틱한 면에서는 남성 상위 체위보다 더 훌륭한 체위들이 있지만 낭만적이고 친밀한 섹스를 위해서는 남성 상위 체위가 단연 최고다. 이 체위에서는 키스와 포옹을 쉽게 나눌 수 있어서 많은 여자들이 안전하게 보호받는 느낌을 받는다. 한 여성이 남성 상위 체위에 대해 이렇게 말한 적이 있다. "나는 키가 큰 편이에요. 그런데 내 남편은 나보다 키가 더 크지요. 나는

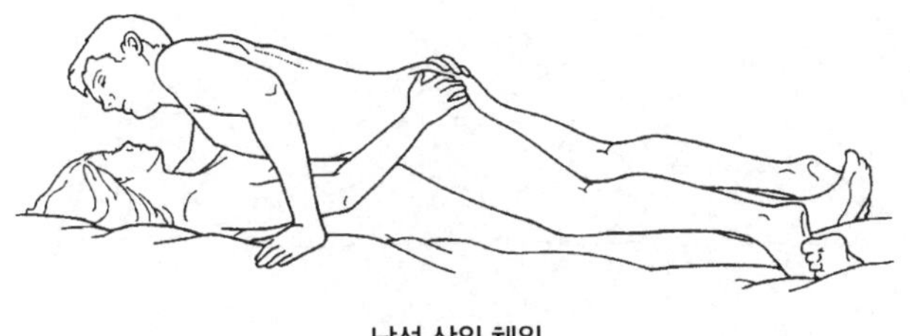

남성 상위 체위

남성 상위 체위를 매우 좋아하는데 그럴 때 나는 귀엽고 작은 꽃이 되는 것 같아요. 남편이 내 몸 전체를 덮고 있으면 그야말로 최고예요.”

이 체위에서는 여자가 등을 대고 눕고 남자가 그녀의 위 혹은 그녀의 옆으로 약간 비켜나 있다. 남자들도 이 체위를 좋아하는데 삽입의 깊이는 물론 운동 속도까지 조절할 수 있기 때문이다. 이 체위를 최고로 꼽는 남자도 있다. “그 체위는 진짜 남자가 된 느낌을 줍니다. 물론 정력이 전부가 아니라는 건 알고 있어요. 하지만 그런 느낌은 어쩔 수 없어요.” 남성 상위 체위에서도 삽입 동작을 조절하면 클리토리스 오르가슴이 가능하다. 남자는 깊이 삽입한 상태에서 지속적으로 운동하며 클리토리스 접촉이 중단되지 않도록 주의해야 한다. 그건 남성 상위 체위의 전형적인 운동 동작, 즉 커다란 진퇴운동과는 다른 작은 동작의 애무이다. 그럴 때 클리토리스는 페니스의 시작 부분과 직접

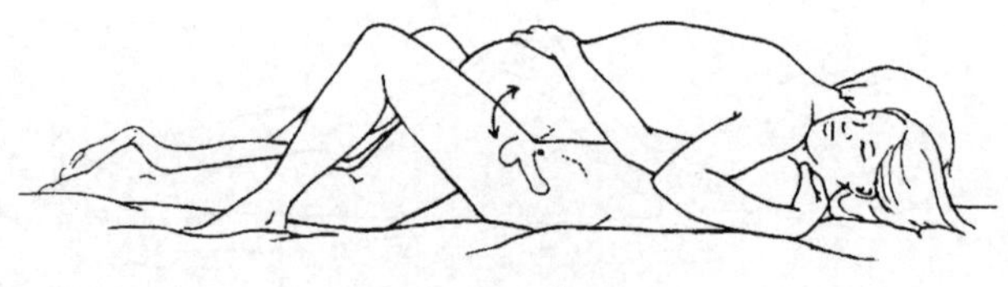

남성 상위 체위

접촉하게 되며 상하운동을 하는 동안에도 그 접촉이 계속 유지된다. 남자가 어깨를 그녀의 어깨 위에 위치시키고 두 발을 받침대나 그녀의 발에 받치면 이 위치에 가장 잘 도달할 수 있다. 이 자세에서는 남자가 상하운동을 하며 그녀의 클리토리스를 향해 돌진할 수 있다. 또 클리토리스와 접촉이 계속 유지되면서 삽입을 통한 자극이 더해지기 때문에 여자는 깊은 오르가슴을 체험할 수 있다. 이 체위에 성공하기 위해서는 남자의 역할이 중요하다.

나란히 누운 체위

남녀가 나란히 누운 부드럽고 편안한 체위에서도 클리토리스 오르가슴이 가능하다. 이 체위는 삽입과 작은 운동을 연결시키고 싶은 커플에게 특히 적합하다. 또 엉덩이나 무릎에 문제가 있거나 섹스 시간을 좀더 연장하고 싶을 때에도 좋다. 두 사람이 얼굴을 마주하는 자세는 클리토리스

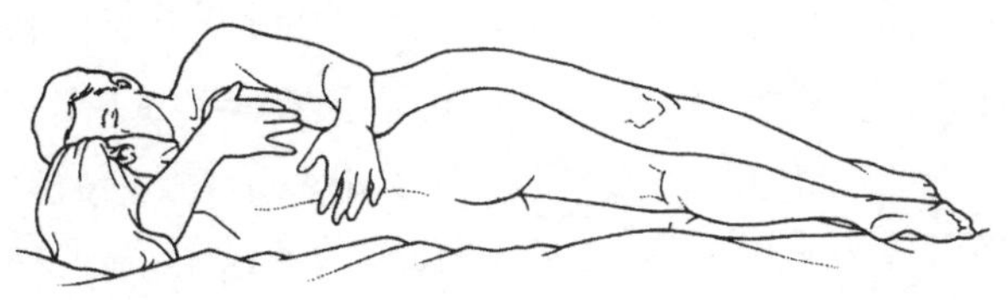

나란히 누운 체위

자극에 특히 이상적이다. 이때 여자는 허벅지로 음문의 탄력성을 조절할 수 있다.

서거나 앉거나 무릎을 꿇는 체위

서거나 앉거나 무릎을 꿇는 체위는—특히 의자를 이용할 때—여자가 남자를 바라보는 자세가 가장 좋다. 그 자세에서 여자가 다리를 좌우로 벌리면 클리토리스 접촉과 운동을 마음대로 통제할 수 있다. 서서 하는 입위는 두 사람의 키 차이가 클 때에는 유지하기가 어렵다. 그런 경우 1950~1960년대의 젊은 러시아 연인들의 방법이 도움이 된다. 그들은 둘만의 공간을 갖기 어려운 나머지 계단 벽을 주로 이용했는데, 그렇게 하면 키 차이가 야기하는 문제를 극복할 수 있다. 여자는 윗 계단에 서서 다리를 난간 위로 걸치고 남자는 아래 계단에 서서 삽입한다. 이 체위를 위해서는 여자가 스커트를 입어야 한다. 이 체위에서 두 사람은 포옹할 수 있고 계단 난간을 이용하여 균형을 잡으며 높이를 조절할 수 있다.

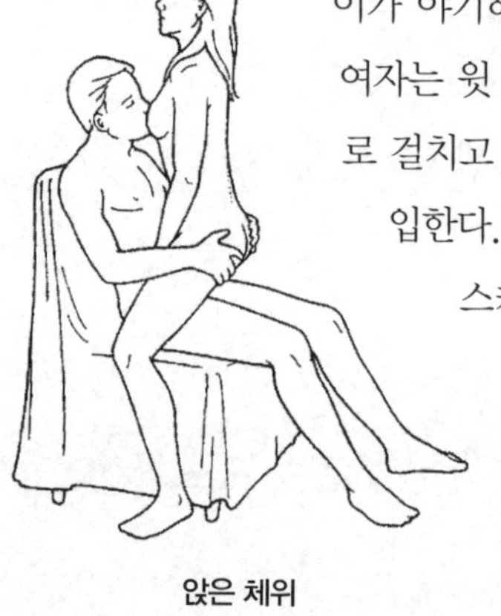

앉은 체위

클리토리스 오르가슴을 위한 보조기구 테크닉

클리토리스 오르가슴을 위해 가장 널리 쓰이는 기구는 진동기이다. 막대 부분에 돌기나 주름이 나 있는 제품도 클리토리스 자극에 효과적이다. 진동기를 사용하면 자극의 강도를 높일 수 있다. 돌기나 주름이 있는 진동기는 예측할 수 없는 느낌을 만들어내기 때문에 대단히 감각적이다.

2. 질/경부 오르가슴

질/경부 오르가슴은 다른 오르가슴에 비해 사실 정확하지 않다. 질 오르가슴은 질, 자궁 경부 그리고 어쩌면 자궁까지도 포함한다. 클리토리스 자극과 질/경부의 자극은 생리학적으로 크게 다르다. 클리토리스가 자극을 받으면 질의 내부 통로가 팽창하고 자궁이 뒤쪽으로 올라가면서 페니스의 질 내부 삽입이 준비된다. 하지만 질을 자극할 때에는 자궁이 올라가지 않고 질 안으로 내려온다. 허버트 오토(Herbert Otto) 박사는 "오르가슴은 질과 경부의 자극이 최고조에 달할 때 일어나며 그곳에서부터 다른 곳으로 확산된다. 성 학자인 비버리 위플과 존 페리는 이 과정을 'A프레임 효과'라고 불렀다"라고 말했다.

오르가슴이 임박하면 '느슨하게 풀리는 효과'가 나타나는데 음문의 괄약근은 특히 완화된다. 하지만 오르가슴의 순간에는 근육이 강하게 수축되면서 페니스가 밖으로 밀려나는 일이 생기기도 한다. 질 오르가슴은 골반과 하복부 신경 시스템에 의해 일어난다. 클리토리스 오르가슴이 외음부 신경 시스템과 관련된 것과는 차이가 있다. 질 오르가슴과 클리토리스 오르가슴은 자극받는 신경 시스템이 서로 다르므로 느낌도 서로 다르다. 질 오르가슴에 대해 이렇게 말한 여성이 있다. "남편이 오럴 섹스를 해줄 때의 오르가슴은 위로 붕 떴다가 내 안으로 들어가는 느낌이에요. 하지만 뒤에서 삽입하는 섹스를 할 때 느끼는 오르가슴은 훨씬 더 넓은 느낌이에요. 마치 몸 바깥으로 흘러나가는 것 같지요. 그럴 때에는 몸을 둥글게 구부린 채 축 늘어져 있고 싶어요."

질/경부 오르가슴을 위한 삽입 테크닉

여성 상위 체위

남자들은 여성 상위 체위를 대단히 즐기는 경향이 있다. 섹스 운동을 여자에게 떠넘기려고 해서가 아니라 그녀의 아름다운 앞모습을 바라보고 싶기 때문이다. 남자는 시각적인 동물이다. 여자의 젖가슴에 관심이 많은 남자들이 특히나 이 체위를 좋아하는 것은 너무도 당연한 일이다. 여자가 움직일 때마다 위아래로 흔들리는 젖가슴을 바라보는 것을 좋아하기 때문이다. 어느 남자의 말이다. "여성 상위 체위는 내가 가장 좋아하는 체위지요. 나는 아내의 젖가슴을 매우 좋아하거든요."

여성 상위 체위에서 그녀는 보통 다리를 벌린 자세로 그의 몸 위에 앉으며 체중은 두 무릎에 고르게 나누어 싣는다. 이때 그녀가 엉덩이로 전후운동을 하거나 원운동을 하면 클리토리스를 자극할 수 있다. 이 자세에서 그녀가—

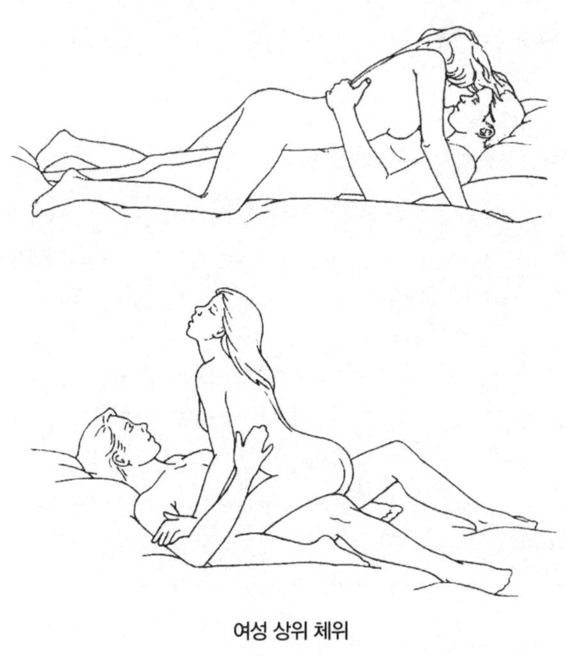

여성 상위 체위

허벅지에 약간 무리가 가기는 하지만—양쪽 발바닥을 바닥에 붙이고 남자 위에 쪼그리고 앉는 변형 자세로 넘어갈 수도 있다. 많은 여자들이 여성 상위 체위를 좋아하는 이유는 깊은 삽입이 가능하기 때문이다. 또 이 자세에서는 여자가 섹스를 주도하기 때문에 속도를 마음대로 조절할 수 있다. 여성 상위 체위에서 오르가슴을 얻으려면 남성 상위 체위보다 여자가 더 많은 운동량을 감당해야 하지만, 그만한 노력을 기울일 가치가 충분하다. 그녀가 그보다 키가 훨씬 큰 경우, 여성 상위 체위는 특히 이상적이다.

루의 도서관에서 찾은 비밀정보

여성 상위 체위를 좋아하지 않는 여자들은 대개 온몸이 그대로 드러나는 것을 의식하기 때문이다. 자신의 몸매와 각선미에 자신이 없다면 그런 식으로 몸을 드러내는 것이 우스꽝스럽게 느껴질 수도 있다. 하지만 남자들의 이야기는 좀 다르다. 이 점에서 남자들은 여자와 완전히 반대이다. 침실 밖에서는 여자의 몸매에 대해 흠을 잡는 남자들도 섹스를 나누는 동안만은 여자의 몸을 아름답게 느낀다. "나는 그녀의 대퇴부와 섹스를 나누는 게 아니라 그녀의 모든 것과 사랑을 나누는 것입니다."

라세 헤셀 박사는 임신부에게 여성 상위 체위를 권한다. 여성 상위 체위에서는 방광이 태아의 보호막 역할을 해주기 때문이다. 여성 상위 체위의 또 다른 변형 자세는 그의 발을 향해 앉는 자세이다. 이 변형 자세를 매우 좋아하는 여자의 설명을 들어 보자. "나는 그의 위에 올라가 뒤로 돌아앉는 걸 아주 좋아해요. 그리고 약 3센티미터 정도 왼쪽으로 움직이면 클리토리스와 질에 가해지는 자극을 마음대로 바꿀 수 있거든요."

남성 상위 체위

남성 상위 체위는 깊은 삽입과 강력한 압박 운동으로 질 오르가슴을 불러일으킨다. 허버트 오토 박사에 따르면, 질의 윗부분에 가해지는 지속적인 압박이 (삽입에 의한) 질 내

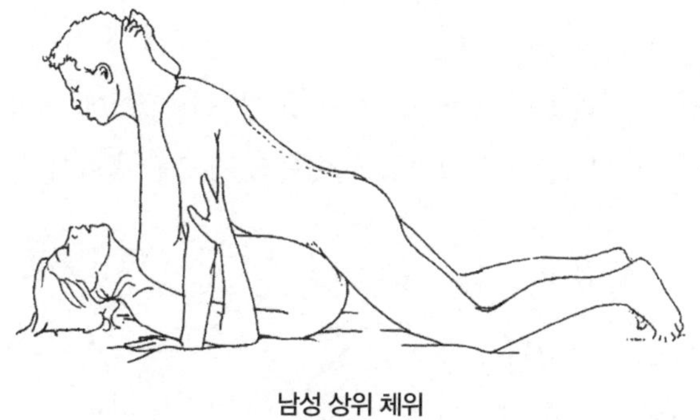

남성 상위 체위

부의 압박과 함께 자궁과 경부 그리고 질에 경련을 일으키며 궤김을 불러온다. 어떤 여자들은 작거나 크거나 페니스가 들어오기만 해도 오르가슴을 느낀다. 많은 여자들이 큰 페니스를 좋아하는데 그건 '가득 채워주는 느낌' 때문이다. 하지만 긴 페니스를 선호하는 여자들도 있다. 그 여자들은 감각이 매우 예민한 영역, 프랑스인 의사 길버트 토르지암(Gilbert Tordjamn)이 1980년 발표한 바와 같이 '자궁 경부와 질의 막다른 끝에 인접한 곳에 감각적인 말초신경이 풍부한' 경우이다.

1997년 바바라 키슬링(Barbara Keesling) 박사도 《슈퍼 섹슈얼 오르가슴(Super Sexual Orgasm)》이란 책에서 질의 내부 깊은 곳에 있는 대단히 민감한 말초신경의 존재를 언급했다. 그녀의 말을 직접 들어보자. "슈퍼 섹슈얼 오르가슴의 열쇠는 질로 이어지는 '맹관'으로 알려진 자궁 경부의 바로 윗부분에 놓여 있다."

여자가 다리를 들어올리면 삽입 각도와 깊이에 변화를 줄 수 있다. 남자도 그녀를 들어올려 각도를 변화시킬 수 있다.

나란히 누운 체위

나란히 누운 체위에서 여자의 오르가슴 잠재력은 호르

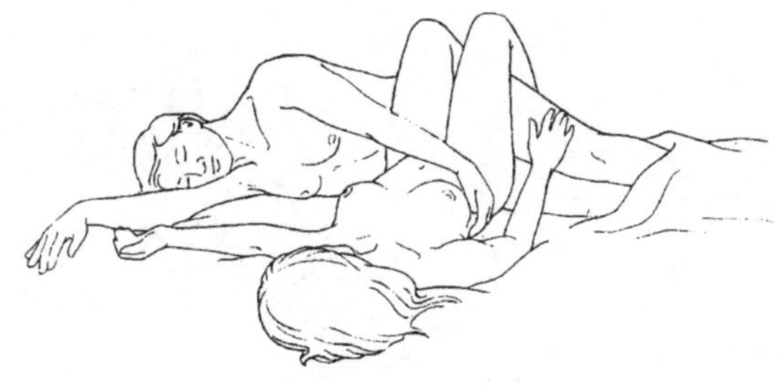

나란히 누운 체위

몬 사이클에 크게 의존된다. 여자들은 대개 연령에 상관없이 호르몬 주기에 따라 자궁벽의 민감한 부분과 지점이 변화한다. 따라서 나란히 누운 체위는 편안히 쉬며 일체감을 느낄 수 있게 하지만, 그의 페니스가 효과적으로 '바로 그 지점'을 눌러 줄 수도 있다.

뒤에서 삽입하는 후방위

라세 헤셀 박사에 따르면, 뒤에서 삽입하는 후방위는 아기를 출산한 경험이 있는 여자들에게 기대 이상의 만족을 줄 수 있다. 출산 경험이 있는 여자들은 질의 탄력성이 높기 때문에 페니스가 앞벽을 강하게 자극할 수 있다. 이때 남자도—삽입 각도 때문에—페니스의 귀두 앞부분이 강한 자극을 받게 되어 매우 흥분하게 된다. 그건 그녀의 두 엉덩이 사이에 페니스를 삽입하고 전후운동을 하는 것 같

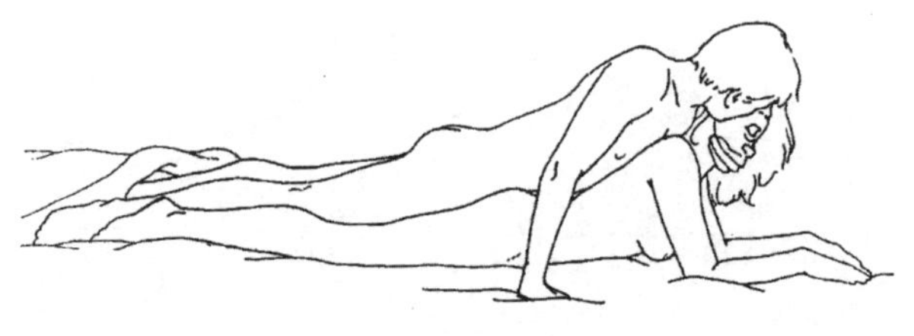

후방위

은 느낌이다. "뒤에서 삽입하는 섹스는 무언가 특별해서 무척 흥분하게 됩니다." 내 세미나에 참석했던 어떤 남자의 설명이다. "그 자세에서는 그녀의 몸과 내 몸이 거의 겹쳐지며 스킨십을 나누는 면적이 무척 커지기 때문인 것 같습니다. 또 내 허벅지가 그녀의 등 위까지 올라가는 것도 무척 좋습니다."

서거나 앉거나 무릎을 꿇고 삽입하는 체위

앉거나 무릎을 꿇고 삽입하는 체위에서는 여자가 질벽의 원하는 부분에 자극이 가해지도록 마음대로 조절할 수 있다. 이 자세에서도 질 오르가슴에 도달할 수 있지만 대부분의 커플들이 이 자세를 체위 이동의 중간 단계로 이용하여 오래 머물지 않기 때문에 질 오르가슴까지 연결되기가 쉽지 않다. 이 체위는 남성의 강한 엉덩이 근육과 허벅지 사각근육을 필요로 한다.

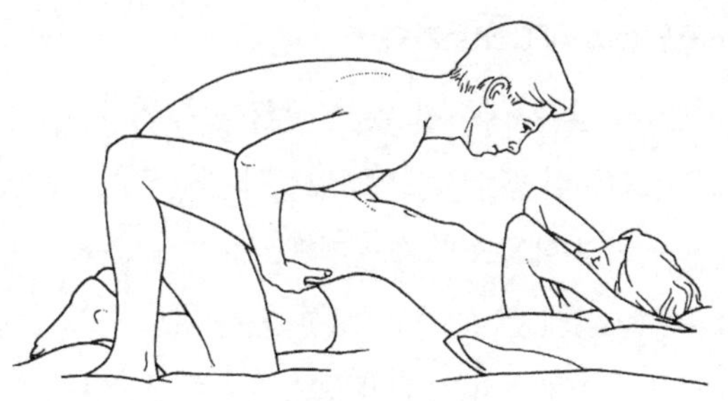

무릎을 꿇은 체위

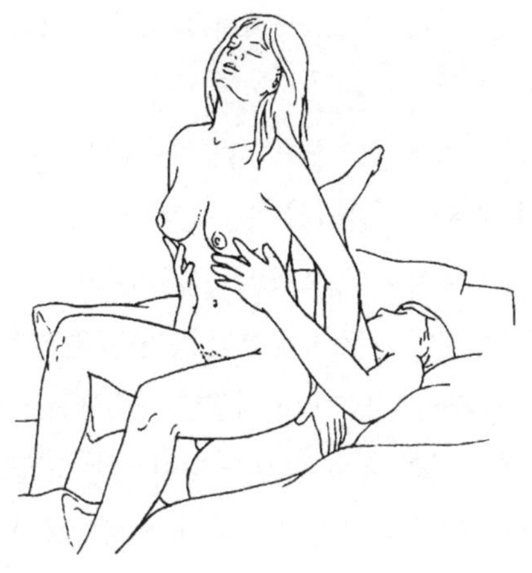

앉은 체위

3. G포인트와 AFE 오르가슴

클리토리스를 자극하지 않고 삽입을 통해서 이루어지는 오르가슴은 일반적으로 G포인트와 관련된다. G포인트는 독일인 의사 에른스트 그라펜베르그(Ernst Grafenberg)에 의해 주목을 받게 된 부위로, 보통 동전 정도의 크기에 해당하며 질의 입구에서부터 안쪽으로 가운뎃손가락의 2/3 정도 길이만큼 들어간 곳, 치골의 뒷부분(복부 방향의 질 앞벽)에 위치한다. G포인트는 자극을 받으면 크기가 약간 커지며, 자극이 지속되면 대부분의 경우 강렬한 오르가슴으로 이어진다. 하지만 G포인트 자극에 불쾌한 느낌을 받는 여자들도 있고, G포인트가 전혀 존재하지 않는 여자들도 있다.

G포인트는 1982년 앨리스 칸 레이다스, 비버리 위플, 존 페리의 저서로 세간의 주목을 받게 된 이래 지금까지도 계속 논란의 대상이 되고 있다. G포인트는 존재하는가? 존재하지 않는가? 그것이 문제인 것이다. 물론 G포인트가 존재하고 또 자극을 받을 때 격렬한 쾌락에 휩싸이는 사람들이 있지만, 거의 혹은 전혀 느낌이 없는 사람들도 있기 때문이다. 이렇게 커다란 개인차가 존재하는 이유는 G포인트가 생식기 진화 과정을 통해 흔적만 남아 있는 조직이기 때문이다. 하지만 G포인트는 새로운 개념이 아니며 타

문화권에서는 서기 1세기경부터 알려져 있었다. 중국인들은 성적으로 예민한 이 부위를 '검은 진주'라고 불렀고 일본인들은 '지렁이 피부'에 비유했으며 '여성의 전립선'이라고 부른 사람들도 있었다.

G포인트를 둘러싼 오해가 많은 것도 무리는 아니다. 비버리 위플 박사는 G포인트가 질벽에 위치하지는 않지만 질벽을 통해 느껴진다고 말한다. 그러므로 G포인트를 자극하기 위해서는 보다 직접적이고 단호한 압력이 필요하다. G포인트는 그 위치 때문에 많은 여성들이 찾아내는 데 어려움을 겪는다. 하지만 여자가 성적으로 자극을 받아 흥분하면 G포인트가 커지기 때문에 찾아내기가 쉽다. 위플 박사는 여자가 쪼그리고 앉거나 누운 자세에서 질 안으로 손가락을 집어넣어서는 G포인트를 찾기가 어렵다고 말한다. G포인트에 닿을 만큼 긴 손가락을 가진 여자가 많지 않기 때문이다. 여성 사정과 관련된 오해도 많다. 여성 사정을 위해 G포인트 자극이 반드시 필요한 것은 아니지만, G포인트 자극을 통한 여성 사정이 가능한 것도 사실이다. 아무튼 G포인트 자극이 여성 사정의 필수 요소는 아니다.

AFE(anterior fornix erotic) 영역은 말레이시아의 성 과학자 추아 체 안(Chua Chee Ann)이 명명한 부위이다. AFE는 질의 스폰지 조직으로 G포인트와 비슷하게 복부 쪽에 위치하지만 질의 보다 깊은 곳, 즉 경부 가까이에 위치한다. G포인트는 명확하게 경계 지어진 영역이지만, AFE는 비교적 길며 경계도 불분명하다. 또 AFE는 매우 부드럽고 가벼운 애무에 반응한다는 점에서도 단호한 자극에 반응하는 G포인트와는 전혀 다르다. 추아는 말레이시아 여성 193명을 대상으로 연구했는데, 그 결과 11명을 제외한 전원이 "질액이 에로틱한 쾌감을 증가시켰으며 그 부위의 자극으로 오르가슴에 도달했다"고 한다. 하지만 그것은—허버트 오토 박사의 지적처럼—G포인트의 자극으로 오르가슴을 얻는 여자들과 상관 관계를 가질 수 있으며, 또 추아의 연구에 참가했던 여자들의 특수성, 즉 아시아 여성의 특수성일 수도 있다.

G포인트와 AFE 오르가슴을 위한 핸드 테크닉

핸드 테크닉으로 G포인트와 AFE 오르가슴에 도달하려면 검지와 중지를 손바닥 안쪽으로 당기는 동작을 단호하게 유지해야 한다. 이 운동은 G포인트 자극에 가장 효과가 있다. AFE를 자극하려면 가볍고 부드러운 동작이 필요하다.

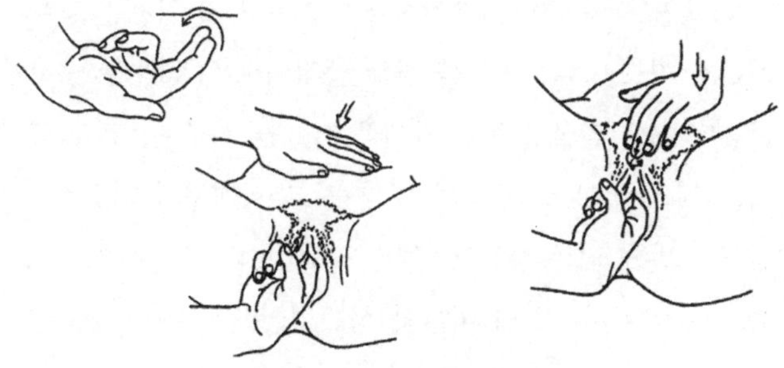

G포인트 자극을 위한 핸드 테크닉

G포인트와 AFE 오르가슴을 위한 삽입 테크닉

여성 상위 체위

여성 상위 체위에서 여자가 남자를 향해 비스듬히 몸을
젖히거나 아래 그림의 경우처럼 얼굴을 돌리고 몸을 젖힐

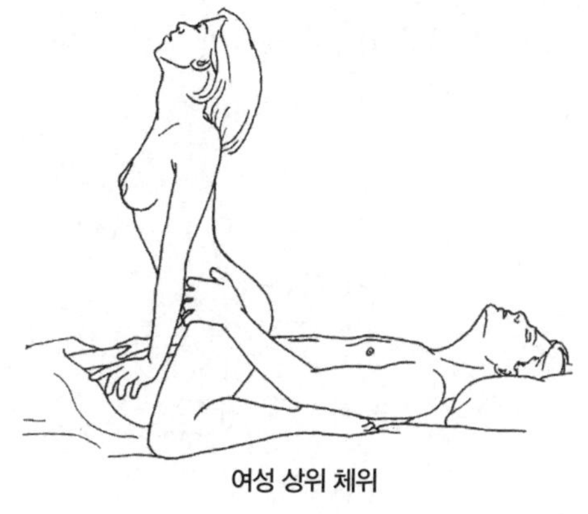

여성 상위 체위

때 G포인트 자극이 이루어진다. 이 두 가지 자세는 모두 페니스 각도가 G포인트를 향해 움직이도록 도와준다. 특히 그림처럼 얼굴을 돌린 자세를 취하면, G포인트라고 불리는 질의 복부 쪽의 벽이 보다 견고한 애무와 직접적인 자극을 받게 되는 장점이 있다. G포인트의 자극이 오르가슴으로 이어지는지의 여부와 상관없이 직접적인 접촉은 보다 큰 쾌감을 안겨줄 것이다.

남성 상위 체위

페니스 발기 각도에 따라서 남성 상위 체위는 매우 효과적일 수 있다. 위로 굽은 페니스를 가진 행운의 사나이라면 남성 상위 체위로 최고의 쾌감을 나눌 수 있다. 이때 남자가 느린 동작을 지속적으로 유지하는 것이 필요하다. 또 그녀의 엉덩이 아래에 베개를 넣으면 그녀가 자극을 받는 각도를 개선시킬 수 있다.

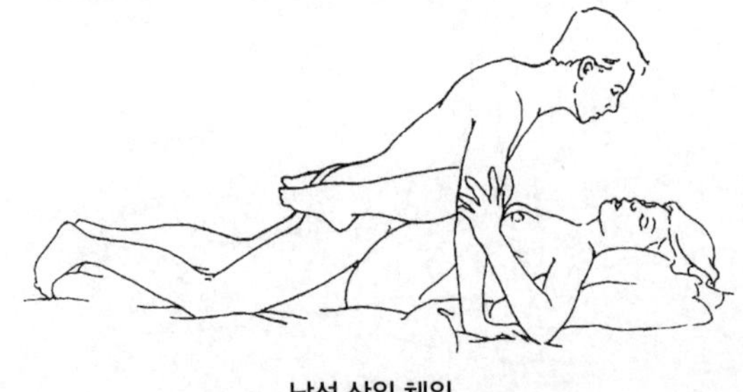

남성 상위 체위

나란히 누운 체위

　나란히 누운 체위에서는 일반적으로 여자의 뒤에서 삽입이 이루어지며 그녀의 허벅지가 그의 허벅지 위로 올라간다. 그렇게 하면 삽입 범위가 충분히 넓어져서 페니스가 질의 앞벽에 충분히 닿을 수 있고 단호하고도 지속적인 자극이 가능하다. 이 체위에서는 운동 범위가 자연히 제한되기 때문에 남자는 지속적인 접촉을 오래 유지할 수 있으며 여자는 엉덩이를 뒤로 빼거나 다리를 들어서 질의 앞벽에 가해지는 압력을 조절할 수 있다.

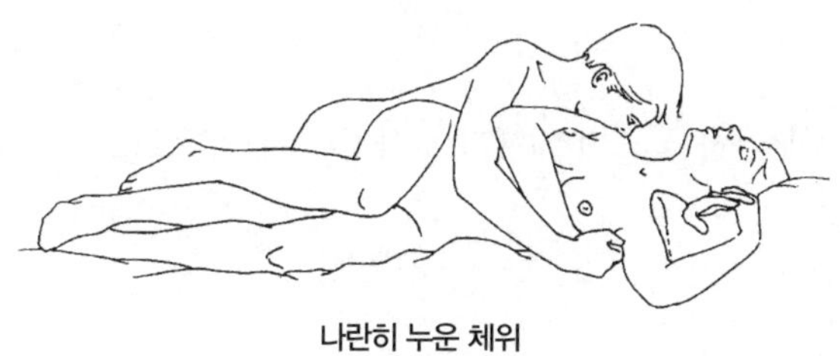

나란히 누운 체위

뒤에서 삽입하는 후방위

　후방위는 자연분만을 통해 출산한 경험이 있는 여자들에게 특히 좋은 체위이다. 출산 경험이 있는 여자들은 질이 탄력적이어서 페니스가 정확한 부위를 자극할 수 있고 신경체계도 예민하다. 또 여자가 두 팔과 다리로 몸을 받

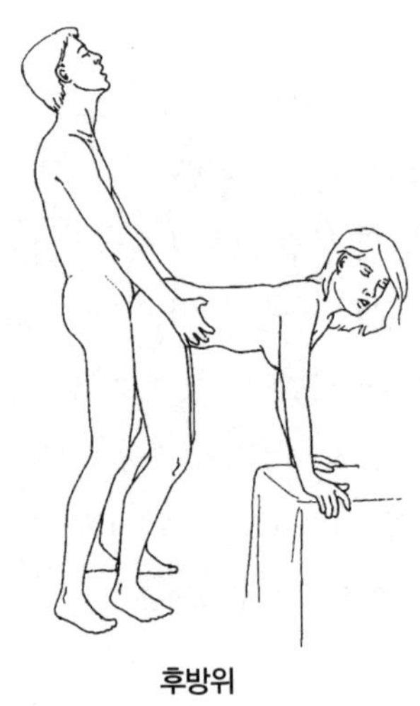

후방위

치고 무릎을 꿇으면 어깨가 낮아지며 자극 각도를 높일 수 있다.

서거나 앉거나 무릎을 꿇고 삽입하는 체위

남자가 무릎을 꿇거나 선 자세에서 90도 각도로 삽입한다. 그녀는 침대에 똑바로 누운 채 발뒤꿈치를 그의 어깨 위에 올려놓거나 무릎을 그가 90도로 꺾은 팔꿈치에 걸쳐 놓는다. 이때 여자는 각도를 조절할 수 있다. 남자도 팔근육을 과시할 수 있는 좋은 기회이다. 또 그녀의 엉덩이를 끌어올리면 G포인트 영역을 따라 가해지는 압력을 증가시킬 수 있다. "그렇게 하는 동안 계속해서 그녀를 바라볼 수 있었습니다. 그녀의 젖가슴이 흔들리고 그녀의 등이 둥글게 휘며 목 주위가 불그스레 물들었지요. 처음에는 균형을 잃을까 걱정되었지만 엉덩이와 팔의 움직임이 아주 쉽게 리드미컬해지는 데 나도 놀랐습니다. 엉덩이 운동과 팔 운동이 서로를 돕고 있었습니다. 우리는 이 체위를 가장 좋아하게 되었습니다."

한 여성은 자신이 받은 느낌을 이렇게 설명했다. "처음에는 거의 정신을 잃었어요. 전에는 한 번도 느껴보지 못했던 열기가 솟구쳐 올라왔거든요. 나는 예민한 편이어서 자극에 압도되는 느낌도 받아 보았지만 그때의 오르가슴

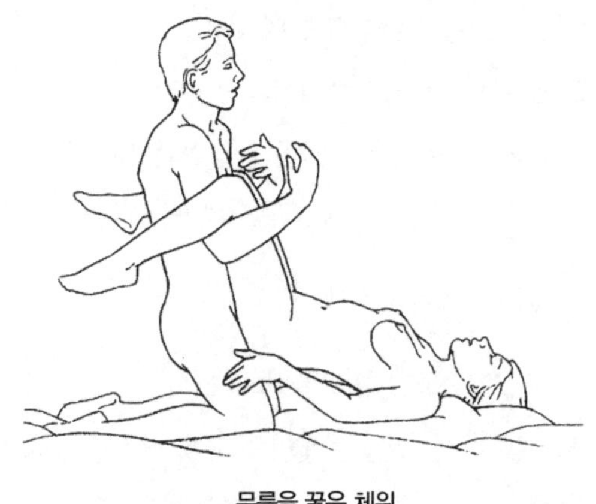

무릎을 꿇은 체위

은 정말 굉장했어요.”

4. U포인트(요도) 오르가슴

요도를 자극하면—클리토리스를 자극할 때처럼—강한 쾌감을 느끼는 여자들이 있다. 요도와 요도 좌우에 위치한 내분비선은 삼면이 클리토리스로 둘러싸여 있고 클리토리스의 귀두와 음문 사이에 위치하기 때문이다. 요도 입구는 클리토리스 바로 밑 그리고 질의 입구 바로 위에 위치한다. 헬렌 오코넬 박사의 지적처럼 클리토리스의 실제 크기는 눈에 보이는 것보다 훨씬 크기 때문에 클리토리스를 자극하는 것만으로도 요도가 자극받을 수 있다.

U포인트 오르가슴을 위한 핸드 테크닉

자위할 때 요도 부위에 가해지는 압력을 즐기는 여자들이 있다. 요도 영역은 작기 때문에 정확한 위치에 느낌을 집중시키기 위해서는 원운동 혹은 상하운동을 연습할 필요가 있다.

U포인트 오르가슴을 위한 오럴 테크닉

오럴 섹스를 하는 동안 아랫입술로 치아를 감싸고 요도 부분에 강한 압력을 계속 주는 방법이 있다. 또 그녀의 소

음순을 열고 요도를 드러내어 바로 그 위에 혀로 부드럽고
다정한 애무를 해줄 수도 있다. 그녀의 반응에 따라 움직
이면 그녀가 무엇을 좋아하는지 알 수 있다.

U포인트 오르가슴을 위한 삽입 테크닉

여성 상위 체위

U포인트 오르가슴은 여성 상위 체위에서도 가능하다.
여자가 두 다리를 활짝 벌린 자세로 강하게 앞으로 미는
운동을 하면 음문의 윗부분이 페니스의 시작 부분과 접촉
하게 된다.

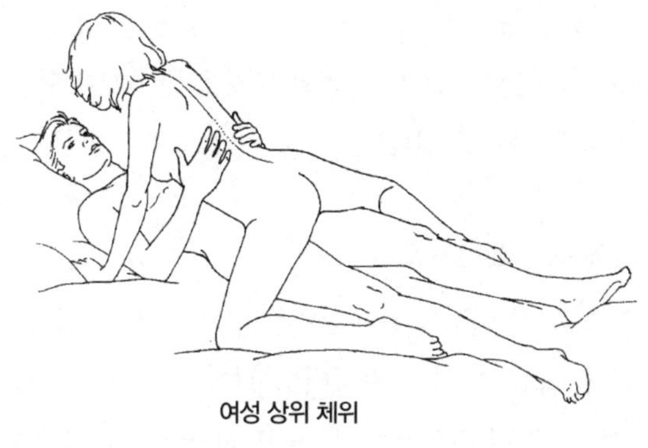

여성 상위 체위

서거나 앉거나 무릎을 꿇은 체위

서거나 앉거나 무릎을 꿇은 체위에서 U포인트 오르가슴

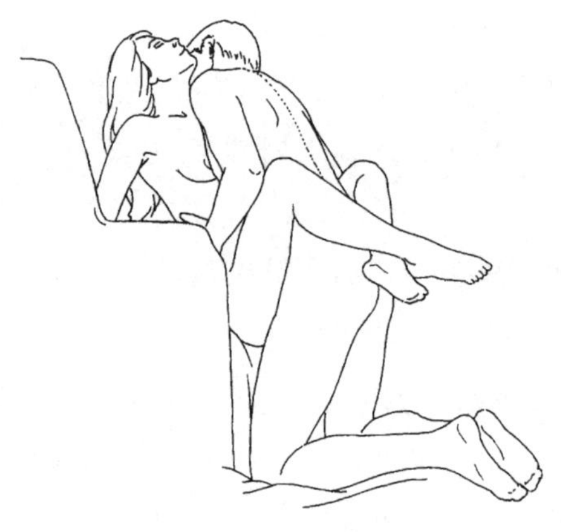

무릎을 꿇은 체위

에 오르려면 여자는 두 다리로 남자를 끌어안아 당기고 남
자는 짧은 운동을 한다.

5. 젖가슴/젖꼭지 오르가슴

젖가슴/젖꼭지 오르가슴은 생각보다 훨씬 일반적으로
보인다. 오토 박사는 자극이 정점에 달할 때 젖가슴에서
시작된 감각이 바깥으로 확산되면서 오르가슴이 일어난다
고 설명한다. 오토 박사는 젖가슴 오르가슴이 여성 오르가
슴의 여러 종류 가운데 두 번째로 일반적인 형태라는 의견
인데, 이는 아마도 우리들의 할머니나 어머니 세대의 여성

들에게 부합되는 진실일 것이다. 예전의 여성들은 도덕적 억압이나 임신의 공포 때문에 섹스에 자유롭지 못했다. 그래서 섹스 대신에 애무를 즐기며 젖가슴이나 젖꼭지 오르가슴을 느꼈을 것이다.

"그녀는 젖가슴이 엄청나게 예민합니다. 내가 젖가슴 오르가슴에 관해 몰랐을 때에는 그녀가 짐짓 흉내를 낸다고 생각했지요. 그녀의 젖가슴은 제대로 만질 수도 없다니까요." 어떤 남자의 말이다.

통계도 젖가슴 오르가슴의 존재를 확인해 주고 있지만 그 빈도수는 아직 논란의 대상이다.

매스터스와 존슨 그리고 킨제이 보고서는 1퍼센트를 주장하지만 오토 박사가 513명의 여성을 대상으로 한 연구 결과에 따르면 29퍼센트의 여성이 한 번 이상 젖가슴 오르가슴을 경험했다.

젖가슴/젖꼭지의 자극과 성기가 직접 연결되어 있다고 느끼는 여자들이 많다. 또 직접적인 연결 관계는 느끼지 않지만 젖가슴/젖꼭지의 자극이 오르가슴의 강도를 높여 준다는 여자들도 있다. 반면 젖가슴을 가지고 노는 걸 귀찮게 느끼는 여자들도 있다. 그런가 하면 아기에게 젖을 먹이다가 오르가슴을 경험한 여자들도 많다. 오토 박사는 이런 오르가슴을 '젖먹이 오르가슴'이라고 불렀는데, 그가 연구했던 여자들 가운데 단 한 명을 제외하고는 젖먹이 오르가슴이 일어날 때 자궁이나 질 혹은 경부의 수축현상이 일어났다.

젖가슴/젖꼭지 오르가슴을 위한 핸드 테크닉

핸드 테크닉에서는 효과가 있는 방법은 어느 것이나 사용해도 좋다. 부드럽고 큰 원 동작을 좋아하는 여자들도 있고 젖꼭지를 깨물거나 잡아당기는 걸 좋아하는 여자들도 있다. 하지만 대부분의 경우, 자극의 강도를 천천히 높여가는 것이 효과적이다.

젖가슴/젖꼭지 오르가슴을 위한 오럴 테크닉

빠는 동작을 계속하거나 빨면서 살짝 깨물거나 또는 핥으면서 혀로 마사지를 해도 좋다. 젖가슴/젖꼭지를 입으로 자극하는 방법은 무한하다. 그녀가 어떤 동작을 좋아하는지 모르거나 자신이 없다면, 그녀에게 애무받고 싶은 대로 당신의 혀나 입술을 빨아달라고 부탁해라.

젖가슴/젖꼭지 오르가슴을 위한 기구 테크닉

젖가슴과 젖꼭지를 직접 빨아주거나 마사지해 주는 진동기류 제품이 성인용품 시장에 많이 나와 있다. 젖꼭지

클립은 이미 오래전부터 널리 사용되고 있지만 현명한 사용이 필요하다. 섹스 보조기구를 사용할 때 명심할 점은 어떤 것이건 너무 오랜 시간 몸에 대고 있으면 영구적인 신경 손상의 위험이 있다는 것이다. 그건 섹스 기구의 목적이 아닐 것이다.

6. 입 오르가슴

갓난아기일 때 우리는 입으로 우주를 경험했다. 이 사실을 이해한다면 입을 통해 오르가슴을 경험할 수 있다는 걸 상상하기가 어렵지 않을 것이다. 입 오르가슴을 경험한 여자들의 설명에 따르면 그것은 입술에서 시작되어 확산되는데, 입술이나 혀, 입천장 그리고 목구멍의 자극에서 시작되기도 한다. 물론 성기에 자극이 전혀 가해지지 않은 상태에서 말이다. 키스 중에 혹은 남자에게 오럴 섹스를 해주다가 오르가슴을 경험했다는 여자들도 있다. 또 어떤 여자들은 입 오르가슴이 자궁과 질의 수축까지 동반한 전신 오르가슴이라고 묘사했다.

성 세미나에서 입 오르가슴을 한 번이라도 체험했다는 사람의 이야기를 들어본 적이 있느냐고 물은 적이 있다. 참석자들 가운데 한 남자가 나를 이상하다는 듯 쳐다보았고 다른 남자는 당황한 듯 "예, 예, 그런 적이 있어요"라고 낮게 속삭였다. 오토 박사의 조사에 따르면, 205명의 참가자 가운데 20퍼센트가 입 오르가슴을 경험했다고 한다. 입 오르가슴은 실존한다!

최고의 테크닉은 강렬하고 긴 키스로, 혀를 이용한 애무와 입술을 빠는 동작이 중요하다. 만탁 치아(Mantak Chia) 박사는 여자의 윗입술을 조심스럽게 입 안에 넣고 혀로 그녀의 윗입술 안쪽을 애무하라고 권한다. 한 여성이 입 오르가슴의 경험을 이렇게 표현했다.

"그가 어떻게 했는지는 모르겠어요. 아무튼 그가 혀로 어떻게 했는데 그만 무릎이 와들와들 떨리는 거예요. 그래서 그에게 다시 한 번 해달라고 부탁했는데 똑같은 느낌이 었어요. 입술을 빨기만 한 것 같은데……."

7. 항문 오르가슴

우리의 입술이 얼마나 예민할 수 있는지 이해한다면 우리 소화기 통로의 또 다른 끝도 대단히 예민할 수 있다는 걸 상상할 수 있을 것이다. 나는 항문 플레이를 선구적 영역으로 생각한다. 오럴 섹스도 '정상' 취급을 받기 전에는 '더럽다'는 인상이 강했던 것과 꼭 마찬가지이다. 지난 몇 년간 성 세미나를 주관하며 나는 점점 많은 수의 여성과 남성들이 항문 섹스에 관해 질문하고 있다는 걸 느꼈다.

그러니까 이제 당신도 항문 섹스를 점잖은 제안으로 받아들일 수 있을 것이다. 물론 시도해 볼 것인지 거부할 것인지는 당신의 선택이다. 아무튼 섹스 레퍼토리에 이 항목을 추가한 남녀들은 그 덕분에 보다 큰 쾌감과 자극 그리고 엄청난 즐거움까지 맛볼 수 있었다고 말하고 있다.

항문 섹스에서는 삽입 시 여자가 편안한 느낌을 받는 것이 대단히 중요하기 때문에 첫 단계에서 윤활제를 바른 깨끗한 손가락으로 촉촉함을 테스트하는 것이 좋다. 그녀가 몸을 더 열고 자극에 반응하기 시작하면 다른 장난감으로

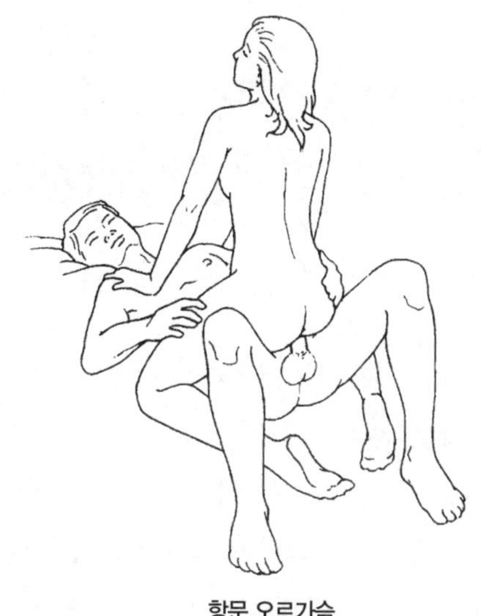

항문 오르가슴

실험을 계속할 수 있다.

항문 삽입이 어려운 것은 생리적인 근거가 있다. 항문 괄약근은 두 종류인데, 그중 하나는 우리가 마음대로 조절할 수 있지만 다른 하나는 그렇지 못하기 때문에 손가락이나 기구를 이용해서 확장시켜야 한다.

항문 오르가슴을 위한 핸드 테크닉

그녀 혹은 그가 좋아하는 입술 애무 방법은 대부분 항문 애무에도 그대로 적용된다. 부드럽게 치거나 바깥 둘레에 원을 그려도 좋고 부드럽게 삽입해도 좋다.

항문 오르가슴을 위한 오럴 테크닉

우선 파트너가 간염을 앓고 있지는 않은지 확인하는 것이 꼭 필요하다. 혀로 가볍게 치거나 입으로 빨아도 좋고 손과 입을 함께 사용해도 훌륭한 효과를 볼 수 있다.

항문 오르가슴을 위한 기구 테크닉

항문 섹스에 사용하는 기구는—직장 안으로 들어가는 위험을 방지하기 위해서—테두리가 달려 있는 것이 좋다. 항문은 골반 근육으로 둘러싸여 있기 때문에 오르가슴이 일어나 골반 근육이 수축하면 여자의 경우에는 질과 요도의 수축을 통해서 그리고 남자의 경우 요도와 항문의 수축을 통해서 느낄 수 있다. 항문에 무엇인가를 삽입하면 골반 근육은 수축하여 저항을 받게 되는데, 이때 저항이 강할수록 느낌도 강렬해진다. 항문용 구슬을 삽입한 뒤, 오르가슴 순간에 한꺼번에 혹은 단계적으로 잡아빼면 오르가슴 반응을 높일 수 있다. 이런 놀이를 즐기는 사람들은 이를 가리켜 '오르가슴 파도타기'라고 부른다.

항문용 기구는 다른 사람과 함께 사용하지 말아야 한다. 또 항문용 기구와 질 기구는―아무리 깨끗하게 씻었다고 할지라도―따로 구분해서 써야 한다.

8. 혼합 퓨전 오르가슴

1982년 비버리 위플과 존 페리는 신체의 여러 영역을 동시에 자극하여 얻는 보다 강하고 포괄적인 오르가슴을 '퓨전 오르가슴'이라고 개념화했다. 예를 들어 클리토리스를 젖가슴이나 G포인트와 함께 자극하면 클리토리스만 자극할 때보다 더욱 강렬한 느낌을 받게 된다. 성기는 영역별로 연결된 신경 시스템이 다르기 때문이다. 클리토리스는 외음부 신경과 연결되어 있고 G포인트는 골반 신경과 연결되어 있다. 자극받는 신경의 수가 많을수록 감각도 더 확장되고 강렬해진다.

9. 개인적인 특수 성감대 오르가슴

개인적인 특수 성감대란 일반적인 오르가슴 자극 부위가 아닌 영역을 말한다. 예를 들어 목을 핥거나 손가락을 빨았을 때 혹은 허벅지를 슬쩍 쳤을 때 오르가슴을 느끼는 사람들이 있다.

10. 상상 오르가슴

상상만으로도—성기를 전혀 자극하지 않고—오르가슴이 가능할 수 있다. 이는 모든 사람이 체험하고자 갈망하지만 선택된 소수의 사람에게만 가능한 오르가슴이다. 상상 오르가슴은 일반적으로 오르가슴에 도움이 되는 성적 상상과는 구별된다. 1992년 위플, 오그딘(Ogden), 코미사룩(Komisaruk)은 상상으로 촉발된 오르가슴이 생리적인 자극에 의한 오르가슴과 아무런 차이도 없다는 실험 결과를 발표했다. 혈압, 심장박동의 증가, 동공 확대, 통증 체감 한계선의 변동 등 모든 면에서 같은 결과가 나왔다.

나홀로 섹스

남자들도 그렇지만 대부분의 여자들이 자위를 통해 첫 오르가슴을 경험한다. 그만큼 자위로 오르가슴에 도달하기가 쉽다는 뜻이다. 자위란 친밀하고 안전한 환경에서 자신의 몸을 탐색하는 행동이다. 자신의 몸에 관해 잘 알고 있는 사람은 그렇지 않은 사람보다 더 큰 쾌감을 얻을 수 있다. 자신의 몸에 관해 알고 있어야 파트너에게 어떻게 만지고 어떻게 자극해야 할지 알려줄 수 있다. 또 파트너가 자위에 동참하는 경우도 많다.

여자들은 어떤 일에 관해서나 이야기할 수 있고 또 이야기하려고 한다. 하지만 70퍼센트의 여성이 자위를 하고 있다는 미국의 경우에도 자위에 관한 이야기는 생략하는 게 보통이다.

이런저런 진동기나 섹스 기구가 좋더라는 이야기까지는 가능하더라도 그 이상을 넘지 못한다. 대체 무엇 때문일까? 섹스를 즐거움, 쾌감으로 받아들이는 걸 막는 사회적 억압 기제가 여전하기 때문일 것이다.

사람마다 다른 섹스의 개성은 자위에서도 다시 한 번 입증된다. "똑같은 패턴으로 자위하는 여자는 한 명도 없다." 매스터스와 존슨의 말이다. 피티안 박사도 매스터스와 존슨의 의견에 동의했다. 그는 '오르가슴의 지문'이란 개념으로 사람마다 독특한 오르가슴 반응 패턴의 특수성을 강조했다.

나홀로 오르가슴을 위한 테크닉

핸드 테크닉

▶ 음산의 정상부터 부드러운 원운동을 이어 나가 소음순 안으로 들어간다. 그리고 다시 나와 처음부터 반복한다.

▶ 2~3개의 손가락으로 대음순의 윗부분에 원 동작을 하면 그 아래에 있는 클리토리스가 자극된다. 혹은 손가락에 윤활제를 바르고 클리토리스를 직접 자극할 수도 있다. 윤활제를 사용할 때에는 수용성 제품을 사용하는 것이 좋다. 지용성 윤활제는 방광염 등

진균 감염의 위험이 있다.

▶ 손가락 하나를—보통 가운뎃손가락—클리토리스 위에 얹고 상하운동을 한다. 이때 검지와 약지로는 대음순을 열어둔다.

▶ 두 손가락으로 삽입하는 동작과 연결해서 클리토리스 위에서—압력에 변화를 주면서—원운동, 상하운동 혹은 빠른 진퇴운동을 한다.

▶ 젖꼭지 자극을 추가하면 느낌이 더 강해진다.

▶ 배꼽에서 음산까지 이어지는 직선에 손가락 끝으로 압력을 가하면 감각 영역이 확장된다.

▶ 흥분된 상태에서 클리토리스를 가볍게 치면 쾌감을 얻을 수 있다.

물을 이용한 테크닉

▶ 욕조에 따뜻한 물을 조금 받은 다음, 수도에서 흘러나오는 물줄기 아래에 성기를 댄다. 고무판을 욕조 바닥에 깔고 균형을 잃지 않도록 유의하면서 상하운동을 하면 흥분을 고조시킬 수 있다.

▶ 손으로 성기 표면을 노출시킨다. 피부가 팽팽하게 긴장될수록 감각은 강렬해진다.

▶ 비데도 마법을 부릴 수 있다. 가운데에 물이 솟구치

는 분수형 비데가 특히 좋다.

▶ 샤워기도 특별한 애인이 될 수 있다!

▶ 월풀에서는 물이 솟는 분수 위로 간다. 솟구치는 물줄기가 강렬한 느낌을 줄 수 있다. 물줄기가 클리토리스 덮개를 벗겨내며 클리토리스를 한층 더 노출시키면 여자의 몸에서 가장 예민한 부분 중의 하나가 애무를 받게 된다.

▶ 물속에 몸을 담그고 있으면 세상과 멀어지는 느낌이어서 상상의 나래를 보다 자유롭게 펼 수 있다.

▶ 물의 표면을 이용한다.

▶ 베개 위에 올라타거나 기타 다른 물건에 대고 문지르는 걸 즐기는 여자들이 있다. 어렸을 때 우연히 쾌감을 맛보게 된 후 계속 반복하게 된 경우가 많다.

▶ 도자기 세면대도 이용할 수 있다. "내가 다녔던 학교에는 커다란 도자기 세면대가 있었어요. 나는 키가 아주 커서 그 부분을 세면대에 대고 오르가슴이 올 때까지 문지를 수 있었어요. 그렇게 몇 년 동안 했죠. 다른 사람들은 내가 손을 씻는다고만 생각했어요." 어떤 여자의 말이다.

▶ 그의 다리. "남편의 허벅지에 대고 문지르면 오르가슴을 느낄 수 있어요."

진동기를 이용한 테크닉

여자들이 진동기를 사용하는 방법은 대략 두 가지로 나뉜다. 작은 진동기로 클리토리스를 직접 자극하거나 큰 진동기로 보다 넓은 부위를 자극한다.

▶ 작은 진동기로 원을 그리듯이 자극하다가 어느 정도 흥분이 고조되면 클리토리스를 직접 자극한다. 자극의 강도를 완충시키기 위해 대음순에 진동기를 대는 여자들도 있다. 대음순에 진동기를 대면 눈에 보이지 않는 클리토리스의 부분까지 포괄적으로 자극할 수 있다. 클리토리스에 직접 진동기를 대면 너무 느낌이 강렬하여 참지 못하는 여자들도 있다. 어떤 여자는 이렇게 말했다. "나는 천천히 올라가는 걸 아주 즐기지요. 진동기는 오르가슴을 잡아 빼는 것 같아서 좋아하지 않습니다. 자극이 너무 강하거든요."

▶ 머리 부분이 넓은 진동기를 쓰면 진동과 감각의 위치를 분산시킬 수 있다. 강렬한 자극을 분산시키려면 진동기의 머리 부분에 헝겊을 씌우거나 음순을 완충 장치로 사용할 수 있다. 베개에 진동기를 대고 그 위에 눕거나 진동기와 함께 골반 근육 운동을 할 수도 있다.

　여성이 오르가슴을 경험할 수 있는 방법은 적어도 10종
류에 이르지만 우리들 대부분은 가장 친숙한 (또 가장 쉬운)
방법을 취하는 경향이 있다. 성생활에 활력을 주고 쾌감의
영역을 넓히기 위해서 연인과 함께 탐색 여행을 떠날 시간
이 있는가? 그렇다면 당신에게 효과가 있는 섹스 방식을
수집해 보라고 권하고 싶다. 여기 소개된 테크닉을 하나,
둘, 셋 연결시켜 보라. 무슨 일이 일어날지 누가 알겠는
가? 자연은 우리에게 몸과 상상력을 주었다. 주저 말고 그
둘을 함께 사용하라.

6

남성의 오르가슴

당신의 도구를 최대한 활용하는 방법

여자와 남자의 차이

남성의 오르가슴은 여성의 오르가슴과 여러 가지 면에서 차이가 난다. 우선 여성의 오르가슴은 적어도 10종류에 달하지만 남성들은 대부분 아래의 네 가지 방식으로 오르가슴을 체험한다.

▶ 손이나 입 혹은 삽입을 통한 페니스의 자극(보통의 경우 사정을 동반한다)
▶ 전립선이나 항문의 자극
▶ 젖꼭지의 자극
▶ 상상(소수 행운아의 경우, 신체 자극이 전혀 없어도 가능하다)

남성도 상상에 의한 오르가슴이 가능하다. 꿈을 꾸고 일어나 보면 잠자리가 축축하게 젖어 있는 걸 보면 알 수 있는 일이다. 이는 과도하게 생산된 정액을 처리하기 위한 자연의 섭리인 듯하다.

위에 소개된 네 가지 유형은 오르가슴이 촉발되는 장소는 알려주지만 오르가슴이 이루어지는 방식에 대해서는 알려주는 바가 없다. 오르가슴의 질을 개선시킬 수 있는 방법, 다시 말해서 쾌감과 통제력을 강화하는 열쇠는 의식이다. 몸과 근육 그리고 말초신경에 대한 의식이 결정적이다. 어느 부위에서 혹은 어떤 방식으로 경험하든, 남자들은 생리적인 감각과 (혹은) 정서적 연대감의 형식으로 오르가슴을 느낀다.

부부라도 이따금은 '재미를 보려고' 섹스를 나누게 되는데, 그럴 때에는 육체적 감각의 밀도에 집중하게 된다. 하지만 서로가 무척 가깝게 느껴지는 낭만적인 분위기에서는 감정적 친밀감을 증가시키기 위해 섹스를 나누게 된다. 그럴 때 섹스는 감정적 연결을 위한 훌륭한 수단이다.

남자를 흥분시키는 위의 네 가지 방법은 섹스가 이루어지는 동안 무슨 일이 일어나는지 대략 보여준다. 남성과 여성은 보통 섹스 스케줄이 매우 다르다. 여성은 흥분하기까지 오래 걸리지만 한 번 흥분 상태에 오르면 그 상태가 오래 유지된다. 남성은 성적 자극에 빠르게 반응하지만 흥분 상태가 오래 유지되지 않는 것이 보통이다.

이제 남자가 오르가슴에 도달하는 일곱 가지 방법을 소개하겠다. 각각의 방법을 따로 혹은 서로 연결해서 시도해 보라. 쾌감의 새로운 열쇠를 발견하게 될 것이다. 이 부분은 파트너와 함께 읽으라고 권하고 싶다. 그러면 무엇이 당신의 관심을 끌거나 흥분시키는지 자연스럽게 파트너에게 전달할 수 있다.

남성 오르가슴의 일곱 가지 방식

남자는 일곱 가지 방식으로 오르가슴을 느낄 수 있다.

1. 삽입
2. 핸드 테크닉
3. 펠라티오
4. 전립선과 항문의 자극
5. 상상
6. 젖꼭지/젖가슴
7. 섹스 기구

1. 삽입 오르가슴

그렇다. 대부분의 남자는—여자도 마찬가지지만—페니스가 남성 오르가슴의 마술봉이라고 생각한다. 대부분의 남자는 페니스 자위를 통해 처음으로 성의 힘과 쾌감을 맛본다. 하지만 이제부터 소개하는 정보는 당신의 경험의 폭을 훨씬 확장시켜 줄 것이다. 예를 들어 다른 부위의 자극을 통해 페니스 오르가슴을 강화시키며 쾌감을 업그레이드할 수 있는 방법이 있다. 또 젖꼭지 등 몸의 다른 부분을 통한 새로운 오르가슴도 있다. 바야흐로 쾌감의 신천지가 열리는 것이다. 그녀가 당신의 발을 만지작거릴 때 화끈 달아오르는 일이 생길지도 모른다. 자, 그럼 이제부터…….

역사적인 사실과 재미있는 사실 여기 일찍이 들어보지 못했던 종류의 오르가슴이 있다. 눈 오르가슴(섹스 오르가슴 중에 눈맞춤을 계속할 것)과 젤리가슴(정상적인 신체 반응이 전신 긴장이라면 몸 전체를 젤리처럼 노곤하게 만들려고 노력할 것)이 그것이다.

이제 남자가 삽입을 통해 오르가슴을 얻는 주요 체위를 소개하며, 각 체위에서 특별한 감각을 얻는 방법 그리고 그 강도를 높이는 방법을 설명하겠다.

여성 상위 체위

많은 남자들이 여자의 '말타기'를 좋아한다. 이는 대다수의 남자들이 시각적인 존재라는 걸 알려준다. 특히 여자의 젖가슴에 약한 남자들은 그녀의 젖가슴이 움직이는 걸 보면 매우 흥분한다. 섹스가 동반하는 '노동'의 측면에서 보자면, 이 체위에서 남자는 그녀가 펼치는 쇼를 구경만 하면 될 뿐 달리 할 일이 없다. 원하는 대로 모든 걸 조절할 수 있는 통제력이 그녀에게 있다는 걸 남자도 알기 때문이다.

그림 B의 체위는 남자가 여자보다 훨씬 클 때 그리고 두 사람이 서로 밀착되는 촉감을 원할 때 적합하다. 이 체위에서 남자는 그녀에게 압력을 가하며 들어올릴 수도 있다. 남자는 그런 변형 동작을 통해서 훨씬 빨리 흥분할 수 있다. 근육을 긴장시키면—잘 알려진 바와 같이—오르가슴에 도움이 된다. 또 근육이 이완될 때는 감각에 대한 지각력이 생기면서 쉽게 정상에 도달할 수 있다. 그녀의 발을 남자의 발 위에 포개놓으면 보다 편안하게 섹스 운동을 할 수 있다.

그림 C의 체위는 '중국 스타일'이라고도 하는데, 여자의 뒷모습을 보길 좋아하는 남자는 자신의 페니스가 그녀의 몸 안으로 삽입되는 장면 그리고 그녀의 엉덩이까지 즐길

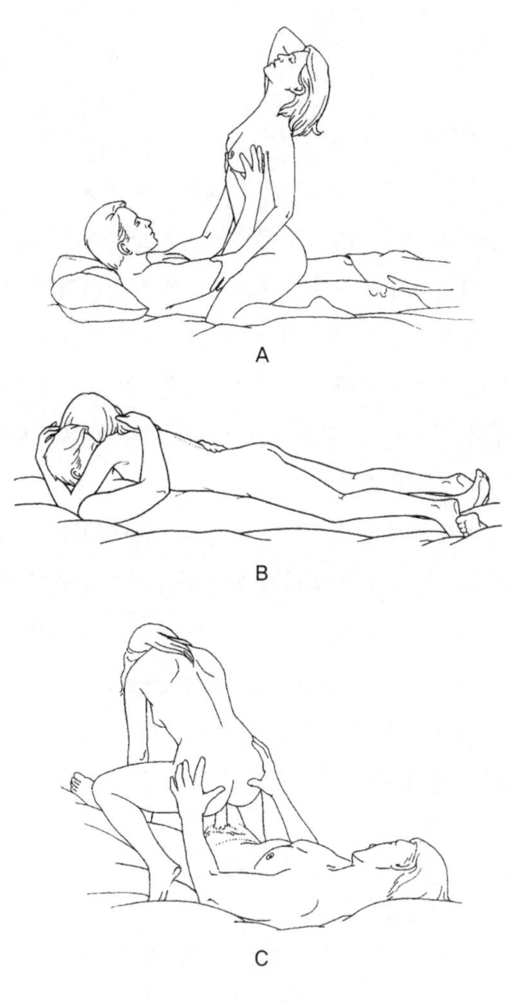

여성 상위 체위

수 있다.

남성 상위 체위

남성 상위 체위는 가장 흔한 체위로 대부분의 남녀 모두에게 익숙하다. 바로 그 때문에 남자들은 남성 상위 체위에서 자연스럽고 편안한 오르가슴에 도달하기 쉽다. 여자들도 남성 상위 체위를 좋아하는데, 그건 아마도 여자의 성생활이 남자에 의해 개발되기 때문일 것이다. 남성 상위 체위에서 '안전한 느낌'을 받는다거나 '남성적인 매력'을 느끼는 여자들이 많다.

그림 A의 자세에서는 깊은 삽입이 이루어지며, 그림 B의 자세에서는 깊은 삽입과 함께 클리토리스가 밀착된다.

남성 상위 체위에서 자극을 추가하려면 그림 C에서 보이는 것처럼 여자가 엄지와 검지로 둥근 원을 만들어 그의 페니스 시작 부분을 부드럽지만 확실히 쥔다. '플로렌스 스타일'로 불리는 이 방법도 한번 시도해 볼 만하다.

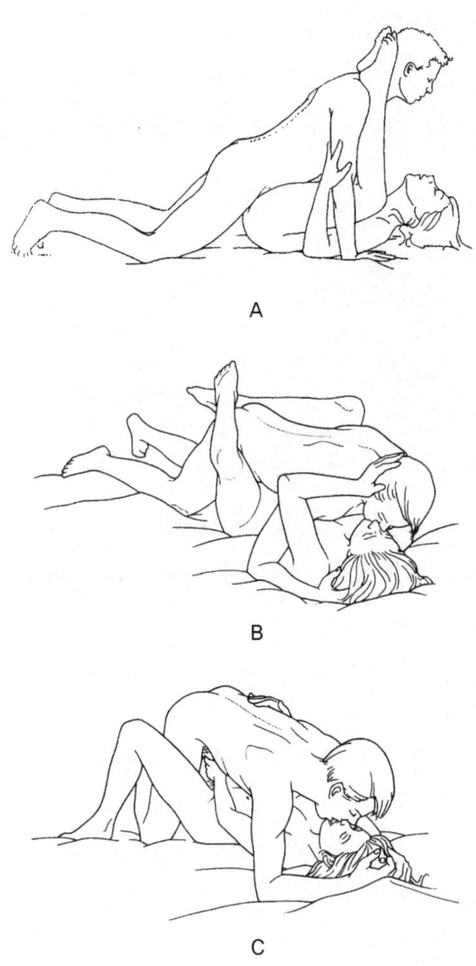

A

B

C

남성 상위 체위

나란히 누운 체위

많은 커플이 아래 그림의 체위를 선호하는 데에는 이유가 있다. 기분 좋은 정서적 연결이 강하게 느껴질 뿐만 아니라 편안히 쉴 수 있기 때문이다.

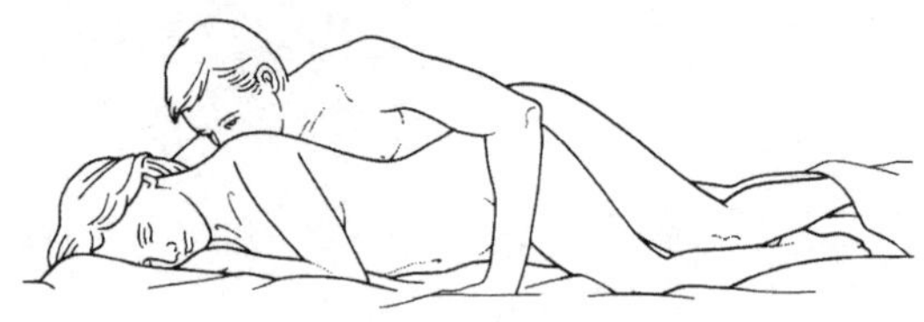

하지만 좀더 활발한 운동도 가능하다. 다음 두 그림에서 보는 것처럼 마음 내키는 대로 활발한 운동을 할 수도 있고, 또 그 뒤를 이어서 쉴 수도 있다. 다른 체위로 섹스

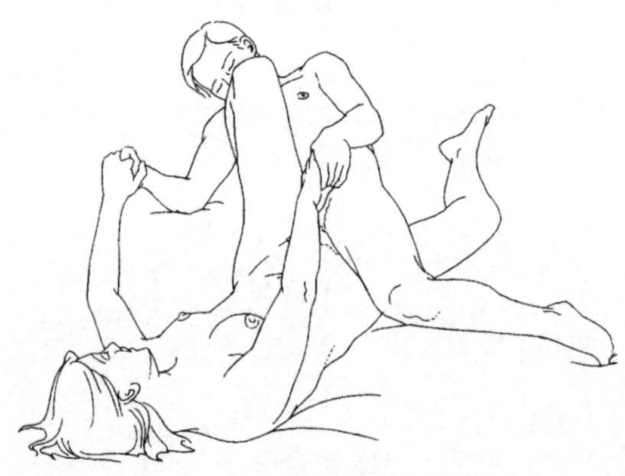

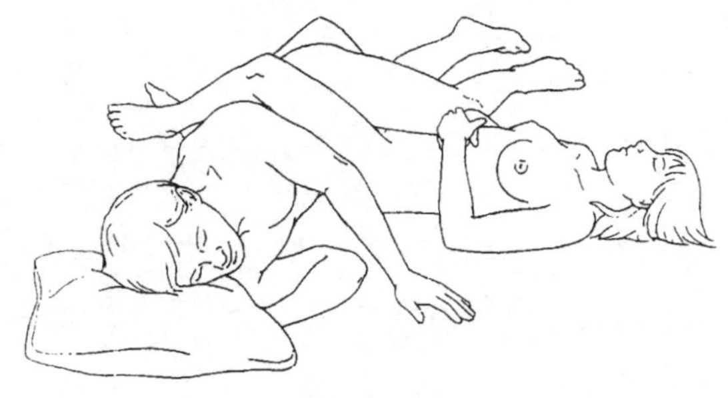

나란히 누운 체위

를 나누다가 오르가슴 뒤에 이 체위로 끝낼 수도 있다. 그러면 두 사람 모두 만족한 상태에서 고요한 수면에 빠져들 것이다.

후방위

뒤에서 삽입하는 후방위를 좋아하는 남자들은 이 체위에서는 허벅지와 복부를 통해 그녀의 온몸을 느끼며 음미할 수 있다고 말한다. "그녀의 엉덩이를 향해 움직이면 미칠 듯이 자극됩니다."

그림 A의 자세에서는 두 사람 앞에 거울을 두면 에로틱한 느낌을 보다 강렬하게 자극할 수 있다. 거울에 비친 두 사람의 모습을 보는 것만으로도 뜨겁게 달아오를 것이다.

그림 B에서처럼 여자의 어깨를 낮추면 페니스 귀두의

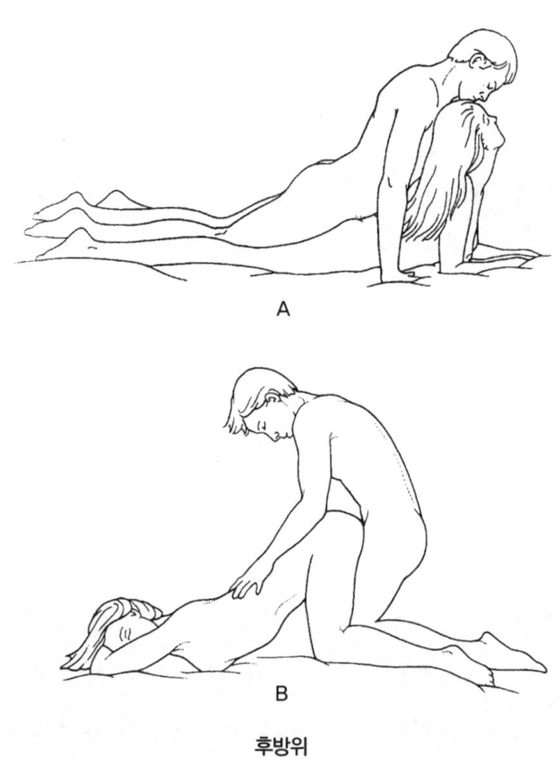

A

B

후방위

자극이 강해질 뿐만 아니라 동물적인 본능까지 느껴진다
고 한다. "이런 표현을 해서는 안 되겠지만 나는 그녀를 뒤
에서 덮치는 걸 매우 좋아합니다." 여자의 성기에서 발산
되는 내음을 즐길 수 있어서 이 자세가 좋다는 남자들도
있다.

서거나 앉거나 무릎을 꿇은 체위

처음 시작할 때 혹은 체위를 바꿀 때, 서거나 앉거나 무릎을 꿇는 변형 자세를 취할 수 있다. 섹스 중에 이들 체위로 변화를 주는 것은—특히 섹스를 오래 즐기며 다양한 쾌감을 탐험할 때—언제나 효과 만점이다. 의자나 베개 위에 둘이 함께 앉아 나누는 섹스는 조용한 나눔의 시간이 될 수도 있고—두 사람이 원한다면—거친 정열을 발산할

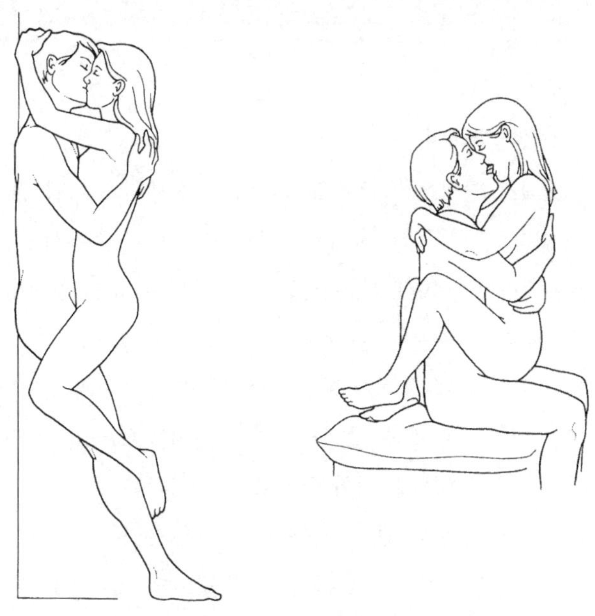

선 체위와 앉은 체위

수도 있다. 아무튼 그림에서 볼 수 있듯이 이들 체위는 오르가슴에 도달할 때까지 계속 유지하기에—두 사람이 아무리 건강하다고 해도—불편한 체위이다.

루의 도서관에서 찾은 비밀정보

남성 오르가슴은 1회 평균 10~15초 동안 지속된다. 여성의 오르가슴은 10초부터 1분까지 지속되는데 평균치는 19~28초이다.

2. 핸드 테크닉

페니스 자극을 위한 핸드 테크닉은 상세히 소개할 필요가 있다. 그녀가 손으로 그의 페티스를 자극·흥분시켜 오르가슴에 도달하게 하는 것은 두 사람 모두의 즐거움이기 때문이다. 즐거움이 두 배가 된다! "그이가 정신을 잃도록 만들 힘이 내게 있다는 걸 느꼈어요." 어떤 여성의 말이다. 어떤 남자는 이렇게 말했다. "다시 정신을 차리면 당신이 방금 어떻게 했는지 정확히 알고 싶소."

그를 위해 핸드 테크닉을 익히고 싶은 여자는 시중에 나와 있는 섹스 기구나 오이 혹은 직접 그의 페니스로 연습할 수 있다.

페니스 삼바

1단계 : 두 손에 윤활제를 넉넉히 바르고 손을 비벼서 따뜻하게 만든다.

2단계 : 두 손을 앞으로 뻗는데, 이때 손바닥이 보이지 않도록 하고 엄지가 아래를 향하도록 한다. 한 손으로(어느 쪽 손이든지 상관없다) 페니스의 시작 부분을 부드럽지만 단단히 잡는다. 이때 당신에게는 손등과 네 손가락이 보여야 한다. 손목은 앞쪽으로 나가 그의 몸에 기대도록 한다. 그에게는 자신의 음모 속에 묻힌 당신의 엄지손가락이 보일 것이다. 첫 번째 손이 애무를 끝내자마자 다른 손이 계속 애무할 수 있도록 다른 손도 준비 자세를 취하고 기다린다(그의 허벅지나 고환 위에 얹어두어도 좋다).

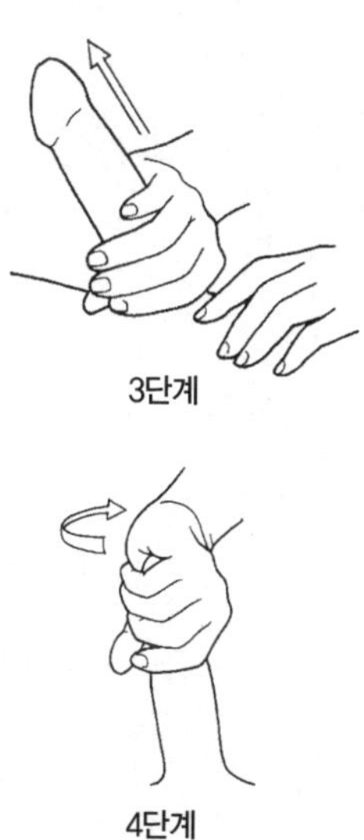

3단계 : 페니스를 아래에서 위로 쓰다듬는다.

4단계 : 페니스 귀두에 당도하면 병을 열 때처럼 살짝 비튼다. 비틀기는 반드시 페니스 귀두에 당도해서 하며 그전까지는 하지 않는다!

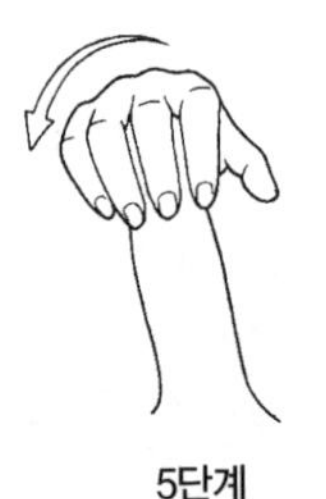

5단계

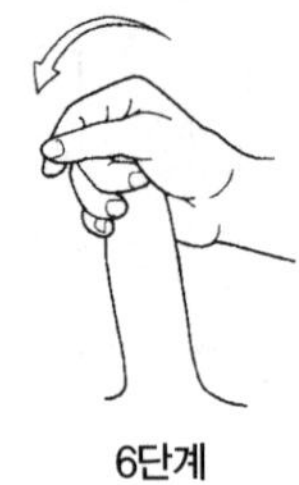

6단계

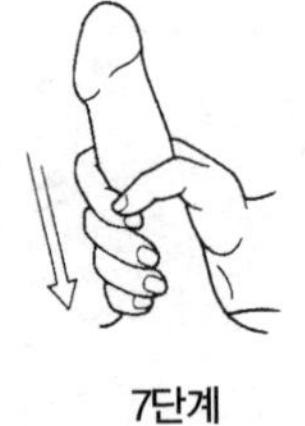

7단계

5단계 : 손바닥으로 페니스의 귀두를 덮고(이때 페니스의 귀두와 손바닥이 닿는 면적이 크면 클수록 좋다) 손바닥 전체로 귀두를 조각하듯 원을 그린다.

6단계 : 원운동을 하는 동안 엄지가 당신을 향하고 손등이 그를 향하게 된다. 다시 페니스를 단단히 쥐고 쓰다듬으며 시작 위치로 내려와서는 즉시 두 번째 손과 교대한다. 손을 바꿀 때에는 두 번째 손을 첫 번째 손 위로 올려 동작이 끊어지지 않고 자연스럽게 이어지도록 주의한다.

7단계 : 두 번째 손으로 2단계부터 6단계까지 움직인다. 그리고 다시 손을 바꾼다.

페니스 삼바에서 비틀기 동작은 빨리 그리고 귀두에서만(!) 한다. 페니스 삼바는—곧 알아차리겠지만—자신만의 고유한 리듬을 가지고 움직인다. 페니스의 귀두 바로 아래에서 엄지와 검지는 원을 만들게 되는데, 이로써 대부분의 남자에게서 가장 예민한 부분, 즉 페니스의 끝 약 3센티미터에 모든 감각이 집중된다. 손바닥으로 페니스 귀두를 감싸고 원 그리기 동작을 할 때에는 손바닥에 잉크를 묻혀서 귀두에 골고루 바른다는 생각으로 하면 된다.

바구니 웨이브

바구니 웨이브는 기적을 불러일으킨다.

1단계 : 두 손에 윤활제를 넉넉히 바른다.

2단계 : 두 손의 깍지를 낀다.

3단계 : 두 엄지손가락에 힘을 빼고 원을 만든다.

4단계 : 깍지 낀 손을 페니스 위에 올려놓는다. 페니스가 깍지 낀 손 안의 구멍 속에서—탄력 있는 질 안에서처럼—편안히 조여지도록 한다. 이 단계의 핵심은 손으로 질을 만든다는 것이다!

5단계 : 손 안에 든 페니스를 따라 상하운동을 한다. 이때 부드러우면서도 단단히 쥐고 있는 상태를 계속

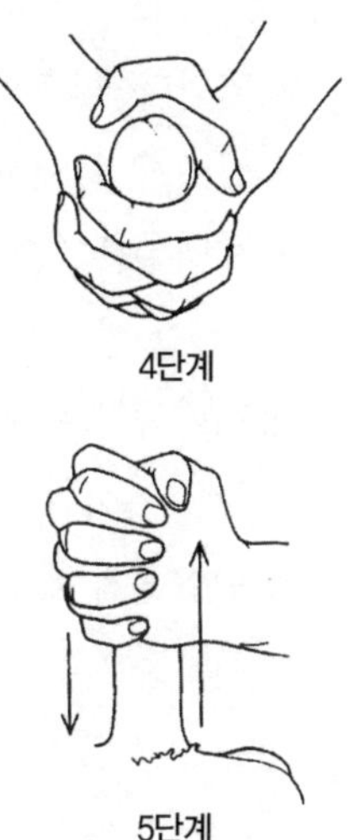
4단계

5단계

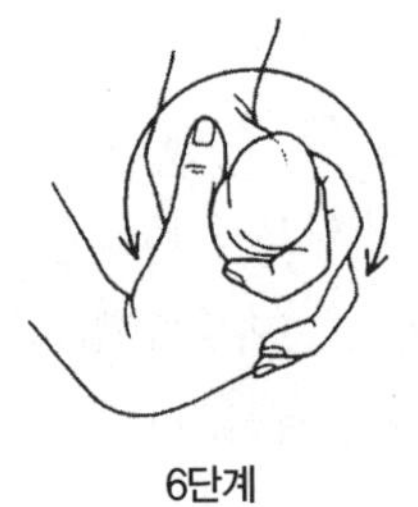

6단계

유지한다.

6단계 : 상하동작을 하면서 손을 천천히 비튼다. 세탁기 안에 든 세탁통이 움직이는 것 같은 동작이다. 하지만 빠르게 휙휙 움직여서는 안 되고 언제나 부드러운 동작을 유지해야 한다. 상하동작과 부드러운 비틀기 동작을 연결한다.

3. 펠라티오

펠라티오는 여자가 남자의 페니스에 해주는 오럴 섹스를 말한다. 남자들은 펠라티오를 매우, 매우, 매우 좋아한다. 현실로 존재하는 남자들의 이 욕망과 여자들의 망설임 혹은 거부감 사이의 깊은 골을 어떻게 극복할 수 있을까? 오랫동안 성 세미나를 주관하며 관찰한 바에 따르면 펠라티오를 즐기는 여자들과 그렇지 않은 여자들 사이에는 눈에 띄는 차이점이 있다. 펠라티오를 즐기는 여자들은 자신이 연인에게 매우 특별한 것을 준다는 것을 알고 있었다. 그 여자들은 "그에게 엄청난 쾌감을 선사할 수 있다"는 사실을 알고 있었으며, 그 때문에 자신들도 흥분했다. 펠라티오를 즐기지 못하는 여자들은 '의무적으로 해야 한다'거나 '요구받고 있다'는 느낌이 강했고, 그 때문에 불쾌감을 떨쳐 버리지 못했다. 인생의 모든 경험이 그렇듯이, 펠라티오도 첫 경험에서 긍정적인 느낌을 받은 여자는 그 긍정적인 태도를 계속 유지하는 것 같다.

무엇인가 새로운 것을 배우고 시도하려 할 때에는 특히 파트너의 따뜻하고 민감한 배려가 필요하다. 파트너의 인정과 뒷받침을 받을 때에만 우리가 연인으로서 얼마나 능력 있고 또 소중한 존재인지 깨달을 수 있으며 자신감을 가질 수 있다. 여자들도 그렇지만 남자들도 파트너를 어떻게 애무해야 좋을지 모르는 사람이 많다. 어떻게 모를 수 있냐고? 비유를 하나 들어 보자. 마사지를 받는다고 상상해 보라. 자신의 몸에 어떤 동작, 어떤 일이 가해지고 있는지 당신은 신경을 쓰지 않는다. 그저 긴장을 풀고 안락한 기분을 즐길 뿐이다. 파트너와 함께 있을 때에도 그녀 혹은 그가 무엇을 하는지 분석하는 사람은 없다. 그저 느낄 뿐이다.

여자들은 말과 같다. 말을 물가로 데려갈 수는 있지만 말이 물을 마실 것인지 마시지 않을 것인지는 당신의 결정이 아니다. 얼마 전 어느 웹사이트를 보니, 여자의 잠재의식에 영향을 미쳐 펠라티오를 즐기게 한다는 CD를 팔고 있었다. 그것이 사기인지 아닌지 인터넷상에서 어떻게 확인할 수 있을까? 그녀의 마음을 조작하는 CD를 구입하기보다는 차라리 그녀에게 속마음을 털어놓으면 어떨까? 그녀를 배려하며 설득하면 어떨까? 그것이 어떤 CD보다도 효과 있는 방법일 것이다.

여자도 펠라티오를 즐길 수 있다! "그녀가 페니스를 목젖 뒤로 넣는데 그런 그녀의 모습을 보는 것만으로도 나는 뜨겁게 달아올랐습니다. 그러고는 그녀가 내 물건의 귀두를 삼키는데 수백 개의 작은 손가락이 그 위를 달리는 느낌이었습니다. 그건 마치 세 여자와 함께 침대에 있는 기분이었어요." 펠라티오를 경험했던 남자의 말이다.

역사적인 사실과 재미있는 사실 매춘에 관한 최근의 통계를 보면 펠라티오의 인기가 가장 높다.

펠라티오를 하는 동안 남자는—아무런 '수고'도 없이—강렬한 쾌감에 몸을 맡길 수 있다. 하지만 여자도 쾌감을 느끼며 즐길 수 있다. 여자들이 펠라티오를 싫어하는 가장 흔한 이유는 페니스가 목젖에 닿는 순간 구역질을 느끼기 때문인데, 이는 남자들이 깊은 삽입을 원하거나 여자들이 원치 않는 물건을 삼키려 하지 않아서 일어나는 현상이다. 여기서 잠깐! 잊지 말아야 할 점이 있다. 펠라티오는 배우고 익혀야 하는 기술이다. 구역질 반사는 우리의 목 그리고 생물학적 건강을 보호하기 위해 자연이 배려한 안전장치이다. 그러므로 펠라티오를 할 때 구역질이 나는 것은 자연스러운 일이며, 사실 대부분의 여자들이 구역질을 느낀다. 그러니 펠라티오를 자연스럽게 또 아무런 준비도 없이 할 수 없다고 해서 걱정할 일은 아니다.

펠라티오를 할 때 어떻게 하면 구역질 반사를 막을 수 있을까? 엄지와 검지로 링을 만들어 입에 대어 보라. 간단하지만 기적과 같은 효과를 낼 것이다. 또 페니스 삽입 공간이 길어지는 효과는 물론 엄지와 검지의 링이 페니스에 압력을 가할 수 있으니 입술로 치아를 감싸고 페니스에 압력을 가할 필요가 없어 입술의 피로도 사라질 것이다. 여자는 운동의 속도와 강도를 마음대로 조절할 수 있고 남자는 페니스에 가해지는 압력이 커져 강한 쾌감을 느낄 수 있다.

루의 도서관에서 찾은 비밀정보

남자가 느끼는 섹스의 쾌감은 따스함, 압력, 촉촉함의 결합에서 발생한다. 펠라티오를 할 때 명심할 점이다. 입은 촉촉함을, 손가락 링은 질보다 훨씬 강한 감각을 불러일으킨다.

남자들이 펠라티오에서 깊은 삽입을 요구하는 것은 현실과는 거리가 먼 성인 영화 때문이다. 다시 말하자면, 깊은 삽입은 현실적으로 불가능하다. 페니스가 입 안으로 들어오는 속도와 위치를 조절하며 또 손가락 링을 사용한다면 구역질 반사는 거의 일어나지 않는다.

당신은 페니스가 들어가는 삽입 깊이를 마음대로 조절할 수 있으며 불편함을 느끼면 언제라도 중단할 수 있다. 입 안에 페니스를 넣는 행위에 익숙해질수록 삽입 깊이를 늘릴 수 있다. 하지만 펠라티오도 다른 어떤 섹스 방식과 마찬가지로 억압을 느껴서는 안 되며 자유롭게 원하는 대로 즐겨야 한다.

펠라티오를 해줄 때 잊지 말아야 할 일이 있다. 펠라티오의 주역은 당신이다. 펠라티오는 당신이 그에게 선사하는 선물이다. 남자가 주역이 되어서는 안 된다.

입의 마술

강렬한 펠라티오는 네 가지 동작으로 이루어진다. 춤을 출 때도 그렇듯이 한 동작에서 모든 스텝을 취할 때가 있고 속도를 낮출 때가 있다. 또 순간순간 느낌에 따라 박자에 맞춰가며 동작을 변화시키는 것도 중요하다.

강렬한 펠라티오의 비법은 리듬에 있다. 춤을 출 때처럼 리듬을 타며 또 파트너와 호흡을 맞춰가며 변화를 주어야 한다. 펠라티오를 성공시키기 위해서 명심해야 할 점을 네 가지로 나누어 정리해 보았다. 이 동작들은 언제든 자신의 리듬에 따라 사용할 수 있다. 한 가지 덧붙이자면, 손가락 링을 적절히 이용하면 시간을 단축시킬 수 있다.

▶ 엄지와 검지로 만든 링을 입에 붙인다. 물론 당신이 원한다면 입만 사용할 수도 있다. 하지만 손가락 링은 피로를 덜어줄 것이다.

▶ 치아를 감싼 입으로 상하운동을 하며 페니스가 자극받는 부위를 늘인다.

▶ 페니스 귀두의 V 모양 부분에 혀로 진퇴운동이나 원운동을 한다. 그러면 남자는 혀 위의 굴곡진 부분을 계속 느낄 수 있다.

▶ 다른 손으로 몸의 다른 부위를 자극한다. 젖꼭지, 허벅지 안쪽, 항문 등을 자극하여 쾌감의 영역을 넓힌다.

이 네 동작은 확실한 쾌감을 약속한다. 펠라티오는 비록 거부감이 있는 여자라도 한 번쯤 시도할 만하다. 그에게 엄청난 쾌감을 선사할 수 있다는 기쁨은 그 무엇에도 비교할 수 없다. 내 말을 믿어라! 그를 기쁘게 해줄 수 있는 능력을 가졌다는 사실은 여자로서 당신이 가지고 있는 힘을 상상할 수 없을 정도로 드러내 확인시켜 줄 것이다. 당신이 그에게 선사할 수 있는 즐거움을 그냥 무시하고 넘어가지 말아야 한다. 많은 남자들이 펠라티오를 가장 만족스런 경험으로 이야기하고 있다.

그를 당신의 입 안으로 초대한다는 것은 당신의 선택이다. 당신의 입은 당신의 것이다. '균형 잡힌 멋진 몸매'를 가진 젊은 남자의 말이 기억난다. 그도 펠라티오를 좋아한다면서 자신의 몸 가운데 가장 근육질인 부분이 수용되는 느낌을 즐긴다고 했다. 그에게 펠라티오의 즐거움을 선사하고 싶다면 그가 입 안이나 입 밖에서 사정할 때 손가락 링으로 리드미컬한 압력을 줘라. 느낌이 더욱 강렬해질 것이다. 이제 펠라티오의 각 단계를 보다 상세히 설명해 보겠다.

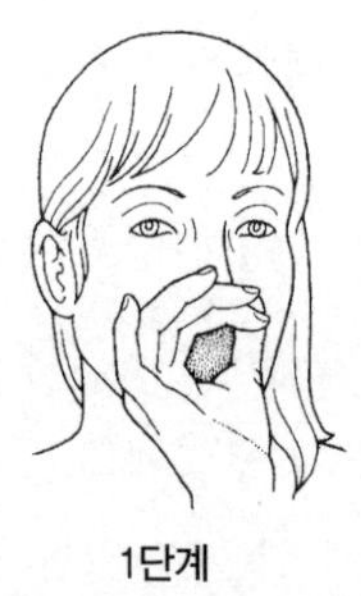

1단계

1단계 : 엄지와 검지로 링을 만든다. 손가락 링이 늘 입에 붙어 있도록 한다.

2단계 : 페니스를 따라 입으로 상하운동을 한다. 이때 편안히 빨아들이는 동작을 유지하는데,

위로 올라갈 때는 손가락 링이 빨아
들이는 동작을 대신하므로 입은 쉬
어도 좋다. 나머지 세 손가락으로는
페니스를 감싸쥐고 상하운동과 동
시에 비틀기 동작을 한다.

3단계 : 페니스 귀두의 V 모양 부
분을 혀로 마사지한다. 이때 혀의
윗부분이나 아랫부분을 선택적으로
사용할 수 있다.

4단계 : 고환도 잊지 말고 손이나
입으로 애무하며 따뜻하게 덥혀주
는 것이 좋다. 때때로 음낭과 고환
을 핥아줘라. 음모가 거추장스럽다
면 먼저 음모가 난 부위를 부드럽게
쓰다듬어 빠져 있는 작은 털을 제거
하는 것이 좋다. 음낭과 고환을 손
안에 쥐고 어떻게 하는 것이 좋은지
그에게 물어 본다.

5단계 : 다른 손으로는 그의 몸을
애무한다.

6단계 : 그의 눈을 바라보며 그가

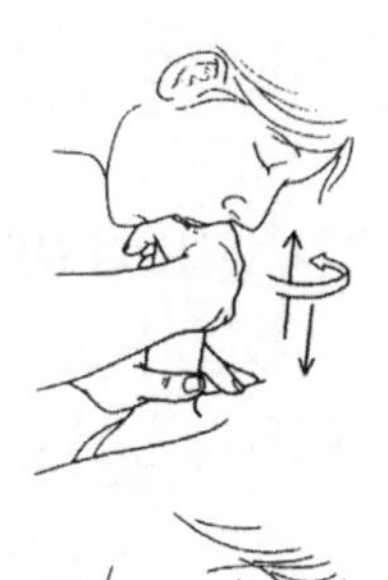

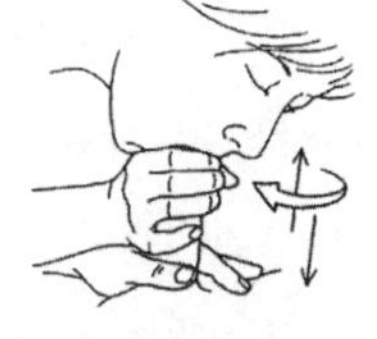

2단계

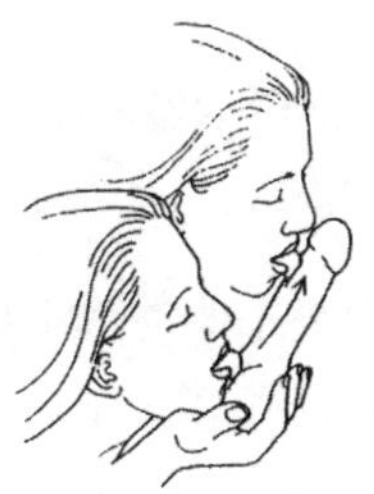

3단계

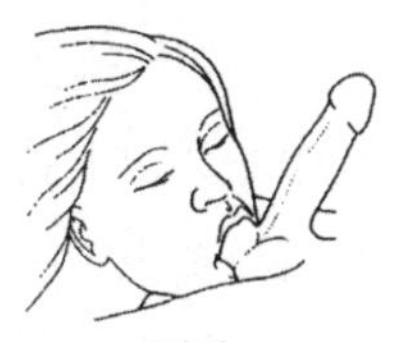

4단계

당신을 보도록 유도한다.

4. 전립선과 항문 오르가슴

여자의 G포인트처럼, 남자의 전립선은 외부에서도 내부에서도 자극할 수 있다. 항문에 가해지는 외부 자극을 즐기는 남자도 있다. 전립선은 손가락이나 섹스 기구를 이용해서 자극하는데, 이때 반드시 윤활제를 사용해야 한다. 그 부위에는 자연적인 윤활제가 없다는 걸 잊지 마라! 섹스 기구를 사용할 때에는 그가 얼마나 '충만되게' 삽입받고 싶은지에 따라 크기를 선택한다.

장미 꽃잎—항문 키스

항문 키스에 거부감이 없는 여자와 항문 놀이에 예민한 남자에게 적합한 테크닉이다. 여자는 혀를 부드러운 조각도처럼 쓴다. 이때도 다른 보조 동작을 결합하면 효과를 더할 수 있다. 손으로 페니스를 애무하면서 항문에 장미꽃잎 키스를 해주면 오르가슴의 강도를 훨씬 강화시킬 수 있다.

항문 키스에 가장 적합한 자세는 남자가 네 발로 엎드리거나 엉덩이 밑에 베개를 놓고 그 위에 눕는 것이다. 이런 자세에서는 여자가 남자의 항문 부위에 접근하기 쉽다. "그가 네 발로 엎드리게 하려면 어떻게 해야 좋을까요?"

많은 여자들이 묻는 질문이다. 내 생각으로는 그에게 그런 자세를 취해 보라고 말하는 것이 좋겠다. 아마 번개처럼 빨리 자세를 취할 것이다.

혀로 강한 동작을 한다. 머릿속으로는 장미꽃의 꽃받침을 그린다고 생각하고 항문의 가장자리를 따라가며 원운동을 한다. 또 뜨겁고

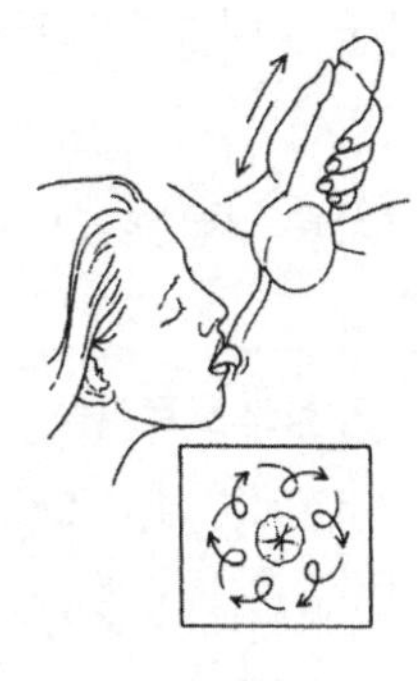

장미 꽃잎

촉촉한 입이 그의 항문을 애무하는 동안 손으로 그의 몸을 쓰다듬으면 놀라운 효과를 볼 수 있다. 다음 두 방법을 권하고 싶다. (1) 그의 허벅지 쪽으로 손을 뻗어 페니스의 귀두를 위로 당기는 동작을 한다. 이때에도 손을 따뜻하게 하고 윤활제도 넉넉히 바른다. (2) 그의 다리 사이에 손을 뻗고 부드럽게 위로 쓰다듬으며 어깨를 향해 부드럽게 비튼다.

역사적인 사실과 재미있는 사실	항문 삽입은 고대 콜롬비아 예술에서 가장 많이 표현된 섹스 방식이다.

항문 놀이는 당신의 섹스 레퍼토리에 새로운 차원을 더

해줄 것이지만 거부감이 있다면 하지 않는 것이 낫다. 두 사람이 솔직한 이야기를 나누며 이 완벽하게 자연스러운 방식을 실험할 것인지 결정해야 한다.

5. 상상 오르가슴

나는 성 세미나를 8년간 주관했지만 오르가슴에 도달하는 데 어떠한 육체적 자극도 필요없다는 남자를 단 한 명 만날 수 있었다. 그는 의지력과 마음의 조절로 오르가슴이 가능하다고 말했다. 상상만으로 정상에 오를 수 있건 상상과 함께 신체적 자극이 필요하건 상상 오르가슴은 상상력만큼이나 다양하고 경계가 없는 영역이다. 상상은 유년기의 경험에 근거하는 경우가 많다. 어린 시절 목욕통에서 당신을 번쩍 안아든 어머니나 유모의 서늘했던 비닐 앞치마의 감촉 때문에 콘돔을 좋아하는 사람이 있는가 하면, 침실 창문을 통해 언뜻 본 이웃집 여자의 실루엣이 시작일 수도 있다. 상상만으로는 부족한 경우, 자위가 가장 훌륭한 방법이 될 수 있다. 현실은 아무래도 상상과는 다르기 때문이다.

상상은 색다른 힘을 발휘한다. 에로틱한 이야기나 잡지, 비디오 등은 성감을 강화시켜 줄 것이다. 이때도 물론 파트너와 함께 에로틱한 상상을 나눌 수 있을 것이다. 이는 물론 취향의 문제로 무엇이 두 사람을 흥분시키는지 아는 것이 중요하다. 하지만 두 사람 중 어느 한 사람이 에로틱한 상상에 거부감을 느낀다면 그만두라고 권하고 싶다.

6. 젖꼭지/젖가슴 오르가슴

나는 젖꼭지 자극으로 오르가슴에 도달할 수 있는 남자를 단 한 명 알고 있을 뿐이다. 하지만 그런 사람이 더 있을 수 있다고 생각한다. 나와 이야기를 나눈 남자는 여자가 젖꼭지를 핥고 빨며 살짝살짝 깨물기만 해도 정상에 오른다고 했다. "그 느낌이 얼마나 좋은지 아무도 믿지 못할 거예요." 젖꼭지와 젖가슴도 남성의 성감대로 부드럽게 깨물거나 핥아주는 것만으로 흥분할 수 있다는 걸 잊지 말라. 젖꼭지는 혀나 이, 손, 손가락 혹은 니플 클립이나 진공컵 등의 섹스 기구로 자극할 수 있다. 젖꼭지나 젖가슴을 자극하는 섹스 기구 중에는 진동 기능이 첨가된 것도 있다. 물론 젖가슴이나 젖꼭지의 자극을 좋아하지 않는 남자도 있다. 그러므로 언제나 가장 좋은 방법은 파트너와 솔직한 대화를 나누는 것이다.

나홀로 섹스

남자는 여자보다 자위에 거부감이 적은 편이지만, 남자의 욕망과 필요 혹은 혼자만의 쾌감을 부끄럽게 생각하는 사람들이 아직도 적지 않다. 하지만 부부간의 성생활이 매우 만족스럽다는 남자들 가운데에서도 자위를 하고 싶어 하는 사람들이 있다. 그 이유는 다양한데, 편리해서 혹은 파트너의 느낌을 걱정할 필요가 없어서라는 사람들도 있고 "그건 충동과도 같아서…… 빨리 해치우고 싶습니다"라고 말하는 사람도 있다.

성 세미나를 주관하며 쌓은 내 경험에 의하면 자위는 남자와 여자 모두에게 있어서 오르가슴에 도달하는 가장 효율적인 방법이며, 또 많은 사람들이 자위를 통해 첫 오르가슴을 경험했다. 신경 반응회로는 이미 존재하고 있으므로 어떻게 해야 하는지 몸이 벌써 알고 있는 것이다. 그러므로 당신이 어떤 자극, 어떤 터치를 원하는지 파트너에게 가르쳐 줄 수 있는 가장 쉬운 방법은 당신이 직접 해 보이는 것이다. 물론 자위에 대해 거부감을 느끼는 사람도 있을 것이다. 반복하지만 원치 않은 것은 하지 말라. 당신의 몸은 당신이 결정한다!

자위에 거부감이 없다면 그리고 자신의 몸에 관해 더 잘 알고 싶고 또 그를 통해 오르가슴의 쾌감을 좀더 강하고 밀도 있게 해줄 수 있는 테크닉을 배우고 싶다면 자위를 시도해 보는 것이 좋다.

버니 질버겔트 박사는 《새로운 남성의 성》이란 책에서 자위를 옹호하는 세 가지 이유를 다음과 같이 요약했다.

▶ 자위는 당신이—성기뿐만 아니라 다른 모든 부위에—어떤 터치, 어떤 자극을 원하는지 배울 수 있는 훌륭한 방법이다. 이 정보를 당신의 파트너에게 전달하면 두 사람의 성생활을 강화시킬 수 있다.

▶ 성욕을 충족시킬 수 있는 최고의 방법이 파트너와 함께 나누는 섹스라 할지라도, 파트너가 없을 때도 있고 파트너가 아프거나 피곤해서 섹스에 임하지 못할 수도 있다. 하지만 그럴 때에도 성욕을 억제할 필요

는 없다.

▶ 자위는 발기 부전이나 조루 등 여러 성 문제를 극복
하는 데 도움이 된다(이에 관해서는 7장에서 상세히 다
루겠다).

질버겔트 박사는 또 자위가 해로울 수 있는 단 하나의
가능성을 지적했는데, 그것은 파트너와 섹스를 나누는 대
신 규칙적으로 자위를 하는 것이다. 이 장에서 소개된 테
크닉들과 어러 체위들은 관심과 호기심을 고조시키려는
것일 뿐 거북하게 느끼는 어떤 행위도 강요하려는 뜻은 없
다. 우리는 각자에게 가장 익숙한 '지름길'을 안다. 하지만
낯선 골목길을 배회하는 것도 때로는 즐거울 수 있으며 삶
의 지평까지 넓혀 줄 수 있다. 어떤 수단을 사용하건, 중요
한 것은 즐기는 것이다!

7

성생활에 영향을 주는
의학적 문제

그 부분에 주의를 기울여라

신체가 건강해야 삶도 건강한 법이다. 성생활도 마찬가지이다. 우리는 엔진이 잘 정비된 자동차처럼 일사천리로 달리고 싶지만, 실린더 하나만 점화 불능이 되어도 모든 것이 삐걱대서 완주가 불가능하다. 우리 인간은 마음으로 몸으로 그리고 또 영혼으로 참으로 믿을 수 없이 다양한 차원에서 섹스를 경험한다. 그렇기 때문에 섹스의 물결이 중단되거나 이탈될 수 있는 방법도 다양하다.

이 장에서는 오르가슴에 영향을 미치는 의학적 문제를 다룰 것이다. 여자들의 경우, 이는 배란 주기와 성욕 사이의 관계만큼이나 이해하기 쉽다. 한두 번 성욕이 낮은 시기를 느끼고 그 원인이 궁금했다면 이제 곧 그 이유를 알게 될 것이다. 오르가슴 불능의 여자들도 그 원인과 가능한 해결책들을 익히게 될 것이다. 물론 오르가슴을 못 느껴도 불만이 없는 여자들이 있다. 삶의 모든 것이 그렇듯, 오르가슴 불능도 불만이 없는 한 문제가 못 된다. 여성의 성에 영향을 미치는 의학적 주제는 질의 건조와 위축, 경련이나 통증, 박테리아나 바이러스 감염(이는 심각한 성 문제로 발전할 수 있다), 골반염 때문에 생기는 통증, 자궁내막증 등이다.

<table>
<tr><td>역사적인 사실과
재미있는 사실</td><td>뉴질랜드에서는 집에서 키우는 돼지가 새끼를 가지면 부부가 섹스를 하지 않는다. 돼지가 새끼를 낳고 한 달이 지난 뒤에야 섹스의 즐거움을 다시 누릴 수 있다.</td></tr>
</table>

관절통, 엉덩이나 허리, 무릎, 손가락이 시리고 아프면 여자뿐 아니라 남자도 성생활에 영향을 받는다. 관절통이 심해져서 관절염까지 가면 남녀의 차이는 물론 없다. 73세의 여자분이 내게 이런 말을 했다. "마흔까지만 해도 하고 싶은 대로 다 했지만 오십이 되자 조금 달라지더군요. 육십이 되니 또 달라졌어요. 이제 일흔셋이 되었는데 다시 해보고 싶어도 몸이 도저히 말을 듣지 않는 것들이 있어요. 무릎과 엉덩이가 견뎌내질 못해요. 그래서 창조적이

되어 갑니다."

남자들의 경우 성생활에 영향을 미치는 의학적·신체적 문제는 주로 페니스에 관한 것으로 조루, 발기 부전 그리고 삽입할 수 있을 만큼 단단히 발기되지 못하는 증상들이다. 고혈압, 당뇨, 우울증, 불안, 심장병을 치료하기 위해 먹는 약제는 성욕과 성기능을 저하시킨다. 이 문제를 해결하기 위해서는 우선 신체의 상태에 주의를 기울이고, 의사와 상담하여 성기능에 부작용이 없거나 적은 약으로 바꿀 수 없는지 알아봐야 한다. 여기에 덧붙여 문제를 피해 갈 수 있는 방법들도 살펴봐야 할 것이다. 의학적 문제는 엄연히 존재하지만 곰곰이 생각해 보면 대부분 해결이 가능하다. 건강한 성생활은 진지하게 다루어야 할 주제이다. 그리고 그를 위한 첫 단계는 지금 혹은 앞으로 당신에게 영향을 미칠 수 있는 것이 무엇인지 알아보는 것이다.

역사적인 사실과 재미있는 사실 | "이 모든 기능 장애들이 섹스에 대한 관심의 부족이라기보다는 소위 정상이라는 섹스 유형에 대한 관심의 부족이라면?" 글로리아 브래임(Gloria Brame) 박사의 이 의견에 나도 동의한다.

성 기능에서 '장애'를 떼어 내자

성 기능을 다루는 미디어의 태도를 보면 참으로 화가 치민다. 오르가슴에 어려움을 겪는다거나 문제가 있다는 말이 나오기만 하면, 그 즉시 결론으로 넘어가 '장애' 운운한다. '장애'라는 말은 남자든 여자든 사람을 위축시키기 때문에 창조적인 해결책을 찾는 데 방해가 된다. 나는 특히 성과 관련하여 '정상'이 곧 '널리 퍼진'이나 '정확한'의 동의어가 아니라고 생각한다. '장애'라는 말로 가뜩이나 망설이는 사람들의 입을 틀어막고 등을 떠밀어 되돌려 보내서는 안 된다.

하지만 많은 경우 성 문제에는 생리학적 원인이 있고 따라서 생리학적 치료가 가능하다.

예를 들어 보자. 여자는 40대 중반에 이르면 출산기를 벗어나게 되고 체내 호르몬이 엄청나게 변한다. 하지만 중년의 호르몬 변화가 사춘기, 임신 그리고 달마다 반복되는 주기와 무슨 차이가 있을까? 신체의 사이클과 유동성에 친숙한 여자라면 호르몬의 변화에도 익숙할 것이다. 갱년기를 겪거나 이미 겪은 여자는 좀 건조해진 느낌을 받을 것이다. 하지만 그것이 곧 성욕의 감소를 뜻하는 것은 아니다. 그러니 필요한 부분에 윤활제를 바르는 것으로 간단히 해결할 수 있다. 내가 이야기를 나누었던 50세 이상의 여자들은 오히려 그 반대의 사실을 확인해 주었다. 그녀들은 자신과 자신의 몸을 더욱 편안하게 받아들이고 있었으며, 결혼생활을 하고 있는 경우에는 자연스럽게 성적 욕구를 표현하고 또 충족시키고 있었다.

루의 도서관에서 찾은 비밀정보

신사 여러분, 주목해 주십시오! 월경이 끝났다고 성욕까지 끝나는 것은 아닙니다.

여성의 호르몬 변화에 관한 정보는 당사자인 여자가 가장 잘 알고 있다. 그러므로 남자들이 이에 관해 잘 알고 있지 못한다고 해서 놀랄 일은 아니다. 우리는 지금 갱년기

이후의 여성의 성을 공식적으로 재정의하는 첫 세대를 살고 있다.

남자들도 호르몬의 변화를 겪는다. 젊은 남자는 하루에 한 번 이상 섹스를 할 수 있다. 서른이 되기 전까지는 테스토스테론의 과잉으로 정액을 밀어내야 하는 본능적 욕구에 시달린다. 서른이 되면 속도가 점차 낮아지고 오십, 육십이 되면 욕망과 본능이 균형을 잡아간다. 이는 자연스럽고 보편적인 과정으로 장애의 징조가 아니다.

밀스턴과 슬로빈스키(Slowinski)는 《성적 남성》이란 책에서 나이가 들면서 생기는 남자의 정상적인 성 기능 변화를 다음과 같이 요약했다.

1. 발기할 때까지 걸리는 시간이 길어진다.
2. 사정 지속시간이 4~8초에서 약 3초로 줄어든다.
3. 사정액도 티스푼 하나에서 그 절반가량으로 줄어든다.
4. 정액이 방출되는 힘도 줄어들어 페니스 끝에서 뻗어 나간 거리가 30~60센티미터에서 5~30센티미터로 줄어든다.
5. 발기부터 사정까지의 시간이 늘어날 수 있다.
6. 사정 뒤 페니스가 훨씬 빨리 부드러워진다.
7. 다음 발기까지 걸리는 시간이 길어진다.

8. 고환의 무게가 감소한다.

9. 촉감에 대한 페니스의 감각이 줄어든다.

10. 오르가슴의 강도가 낮아진다.

11. 발기 각도가 줄어들 수 있다.

이렇듯 남자도 나이가 들면서 변화를 겪지만 이런 변화는 정상적인 것으로 발기 부전과는 무관하다. 밀스턴은 "발기 능력은 남자의 일반적인 건강상태와 관계가 있다"고 말했다.

남자건 여자건 자신의 몸과 나이 그리고 욕망의 정도를 받아들일 수 있는 사람은 일반적으로 만족한 성생활을 영위할 수 있다. 또 자기 자신을 편안하게 받아들일 수 있는 사람은 그만큼 더 쉽게 자신이 누릴 수 있는 쾌감의 최고치를 탐험하고 발견할 수 있다.

자신의 쾌감을 찾고 발견하는 일은 개인적인 일이다. 당신의 오르가슴은 오로지 당신만의 쾌감으로, 객관적인 기준이 없다. 이 점에서는 여론 조사 결과도, 통계도, 일반적인 정의도 무의미하다. 당신이 당신의 오르가슴에 만족한다면 그것보다 더 좋고 완벽한 오르가슴은 없다.

루의 도서관에서 찾은 비밀정보

불충분한 발기는 나이 때문이 아니라 다른 질병과 함께 나타나는 현상이다. 나이가 들면서 질병에 걸릴 확률이 높아지는 것처럼 발기 부전의 확률도 높아진다. 남성은 나이가 들면 성 기능에 변화가 생긴다.

성욕이 낮으세요?

'성욕 감퇴'란 말은 그 자체로 문제가 있다. 보편적인 현상이기 때문이다. 서점에 가서 잡지를 들춰보면 어느 잡지나 성욕 감퇴 때문에 고통을 겪는 사람들의 이야기가 실려 있다. 미국에서 간행되는 어느 잡지의 최근호는 2천5백만 명의 미국 여성들이 성욕 감퇴를 경험했다고 주장하고 있다. 자, 누가 당신에게 성욕이 낮은지 높은지 물었다고 하자. 당신이라면 어떻게 대답하겠는가?

우리들 대부분은 때때로 성욕이 높아졌다가 낮아지기를 반복한다. 새 애인을 만나 연애 중이라면 누군들 욕망이 넘쳐흐르지 않겠는가? 갑자기 정열적으로 변한 자신을 느껴본 적이 없는가? 하지만 아무리 뜨거웠던 애정 관계도 횟수를 거듭하면서 성욕이 낮아지는 건 자연스러운 일이다. 직장과 가정 그리고 사람들에게서 받는 스트레스는 또 어떤가? 바쁜 일상은 성에 대한 개방성과 욕구를 떨어뜨린다.

내 생각으로는 제약회사들이 새로운 수입원을 확보하기 위해 소위 '성 장애'를 발견하고 그것을 치료할 약제를 선전하는 것 같다. 제약 산업의 영향권 아래 있는 의료 관계자들은 성욕 감퇴를 질병, 그것도 의사의 처방이 필요한 약제로 치료해야 하는 질병으로 정의하기 시작했다. 물론 나도 비아그라의 장점을 부인하지는 않는다. 하지만 비아그라 제조사가 내린 성욕 감퇴의 정의와 그 정의의 의도는 지극히 의심스럽다.

성욕 감퇴는 많은 남녀가 경험하고 있으며 그 원인도 여러 가지이다. 내 생각으로는 우리가 우리의 몸에 대해 상세히 알고, 우리의 몸을 삶의 다른 부분에서 일어나는 일과 연결해서 이해할 수 있다면 성욕이 저하된 이유도 탐지할 수 있을 것 같다. 아무튼 우리 몸의 가장 자연스러운 일인 섹스를 위해 약을 먹어야 한다는 걸 나는 이해할 수 없다.

나도 성욕 감퇴가 존재한다는 건 인정한다. 하지만 의사들과 카운셀러들, 남자와 여자들 그리고 신문·잡지까지 나서서 성욕 감퇴를 경고하는 것은 참으로 유감스러운 일이다. 성욕 감퇴는 생명과 관련된 문제가 아닐 뿐만 아니라 아무런 변화 없이 지속되는 것도 아니다. 성욕 감퇴는 대부분 일시적인 현상이며 주관적인 느낌이기도 하고 또 피로나 스트레스에 대한 반응일 수도 있다. 나는 성욕 감퇴가 극복해야 할 문제라기보다는 경험, 즉 깨닫고 인정해야 하며 또 올바로 대처하기 위해 이해해야 할 경험이라고 생각한다.

성욕 감퇴는 호르몬의 불균형이나 심각한 질병의 동반처럼 직접적인 생리적 원인 때문일 수 있다. 그건 스트레스가 성욕 감퇴의 가장 큰 원인 중의 하나이기 때문이다. 우리가 감정적 혹은 신체적으로 스트레스를 받게 되면 성욕은 보통 휴가를 떠난다. 우선 남녀의 성 건강에 영향을 미치는 생리적인 국면부터 살펴보도록 하자.

여성—오르가슴 장애에서 벗어나기

여성의 성 기능에 주된 영향을 미치는 병리 현상을 살펴보겠다. 여기 소개된 정보가 이 주제에 관한 정보를 총망라한 것은 아니지만, 가장 일반적이고 또 가장 심각한 현상은 빼놓지 않고 다루려고 노력했다. 이들 증상 중 어느 한 가지라도 느끼는 사람은 빠른 시일 내에 의사와 상담하는 것이 좋겠다.

오르가슴 불능

여자의 오르가슴 능력과 장애에 관한 여론조사 결과가 많이 나와 있다. 최근 시카고에서 이루어진 한 연구 결과가 《미국 의학협회 저널》에 실렸는데, 연령에 상관없이 22~28퍼센트의 여자가 섹스를 통해 오르가슴을 경험하지 못하고 있다고 한다. 만약 당신이 그중 하나이거나 이 주제에 관심이 있다면 알려주고 싶은 사실이 있다. 오르가슴은 단순한 가능성이 아니다. 오르가슴은 반드시 일어난다! 이 말은 모든 상황에 통용되는 진리는 아닐지 몰라도 당신에게 유리한 상황에서는 반드시 적용된다. 이 책의 서두에서 소개했듯이 유명 여성지 《코스모폴리탄》의 수석 편집장인 케이트 화이트에 따르면 독자들이 가장 많이 던지는 질문은 "어떻게 하면 섹스에서 오르가슴을 느낄 수 있는가?"였다. 여자가 남성 상위 체위에서 오르가슴을 느껴야 한다는 압력은 남녀 모두에게 엄청난 해악을 끼쳤다. 남성 상위 체위는 여성 오르가슴을 위해 효율적인 방법이 아니다. 남성의 자위 상상을 자극하기 위해 만들어진 포르노에서는 가능할지도 모르지만 현실적인 여성 오르가슴은 아니다.

나는 오르가슴을 한 번도 느끼지 못했다고 믿었다가 쉽게 오르가슴에 도달할 수 있게 된 수많은 여자들과 이야기를 나눴다. 실제로 많은 여자들이 연습을 통해 자신의 몸이 원하는 바를 알게 되면서, 언제라도 원할 때 오르가슴에 도달할 수 있게 되었다. 오르가슴 능력은 꾸준한 학습으로 개선될 수 있다. 자신의 몸을 알고 편안한 마음으로 자신의 몸속에 잠기며, 무엇을 어떻게 자극해야 하는지 배워야 한다. 이때 성적 쾌감을 방해하는 개인적인 혹은 감정적인 이유가 있다면 그 문제도 함께 처리하는 것이 좋다. 나는 심리학자가 아니기 때문에 전문적인 상담자를 찾아보라고 권하고 싶다.

사적인 대화를 나눌 때 한 번이라도 오르가슴을 느꼈는지 확신이 없다는 여자들의 이야기를 흔히 듣는다. 나는 그녀들의 말을 믿는다. 하지만 그건 그녀들이 무엇을 추구하고 있는지 모르기 때문일 수 있다. 진동기로 오르가슴을 시도해 보았지만 실패했다는 여자도 있었다. 나중에 알고 보니 그녀는 클리토리스에 너무 강한 진동기를 사용한 나머지 그만 감각이 무뎌지고 말았다. 자위를 하는 동안 숨을 참고 있느냐고 물으니 그녀는 그렇게 하면 더 잘 집중할 수 있기 때문에 그렇게 한다고 했다. 해결책은 간단했다. 나는 그녀에게 진동기의 초점을 대음순에 맞추고 클리토리스를 따라 짧게 상하운동을 하며 깊고 편안한 호흡을 천천히 하라고 권했다. 나중에 그녀가 나를 찾아와 이렇게 말했다. "맙소사, 모든 게 호흡 때문이었어요. 왜 아무도 내게 그런 말을 해주지 않았을까요? 그리고 그 옆에 댔더니…… 정말 아무리 해도 둔해지지가 않았어요!" 그녀는 자신도 오르가슴을 할 수 있다는 걸 알게 되었다. 그러고 나니 마음도 놓였고 정말 멋진 쾌감도 느낄 수 있었다.

많은 의사들이 여자들에게 자위를 권한다. 자위를 통해 자신이 좋아하는 것이 무엇인지 알 수 있기 때문이다. 자위 테크닉에 관해서는 5장에서 설명했지만 한 가지 덧붙이고 싶은 말이 있다. 자위에 대해 거부감을 느끼거나 아직 한 번도 해보지 않았다면 우선 편안한 마음으로 자신의 몸과 사귀는 시간을 가져 보는 것이 좋다. 자신의 몸과 친숙하지 못한 것이 가장 큰 장벽이다. 자신을 알게 되면 시간을 내어 거울에 비친 자신의 알몸를 보거나 몸을 만지거나 또 손으로 만질 때 몸의 반응에 주의를 기울일 수 있다. 우리 인간은 이 점에서는 정말 이상한 존재이다. 남편은 만져도 괜찮은 그곳을 왜 자신은 만지지 못하는 걸까? 내 몸이 내것이 아니란 말인가?

아래에 소개한 테크닉들은 자각 능력을 키우고 스스로를 자극하는 새로운 방법을 배우기 위해 널리 사용되어 그 진가가 확인된 것들이다. 물론 여자마다 다를 수는 있다. 옷을 고르는 취향이 다르듯이 자위 테크닉도 개인적인 일이다.

▶ 어떤 느낌이 좋은지 배우는 것부터 시작한다. 부드러운 느낌? 터프한 느낌? 서늘한 느낌? 따뜻한 느낌?

▶ 며칠 혹은 몇 주일이 지난 뒤에는 좀더 직접적인 성

기 자극에 도전한다. 손이나 손가락, 샤워기나 월풀의 물줄기 아니면 섹스 기구나 진동기를 써도 좋다. 무엇을 쓰건 움직이는 건 당신이다.

질의 경련

질의 아랫부분 1/3이 삽입이 불가능하거나 삽입 시 통증을 유발할 만큼 수축되는 증상이 있다. 질의 경련은 여자의 몸이 무엇인가를 막기 위해 무의식적으로 반응하는 근육 수축 현상으로, 신체가 발하는 경고라고 할 수 있다. 물론 여기에도 심리적인 요소가 작용할 수 있는데, 산부인과 진찰의 악몽, 신체에 대한 부정적인 이미지 혹은 무엇인가 질에 삽입되는 것에 대한 공포나 불안이 원인이 될 수 있다. 질이 화끈거리는 증상이 있는 여자도 질 경련을 겪을 수 있다.

질 건조증

수유, 출산, 항히스타민제 등의 복용, 일반적인 수분 부족도 질 건조증을 야기할 수 있다. 또 갱년기에 일어나는 호르몬의 변화도 질 벽의 점액 조직을 얇게 만들며 질 건조증을 유발할 수 있다. 극단적인 경우에는 질 벽이 바싹 말라 삽입 시 강한 통증에 시달릴 수 있다. 하지만 질 건조증은 간단히 해결할 수 있다. 질에 무해한 수용성 윤활제를 사용하면 된다.

자궁내막증

여자의 몸은 매월 월경이 끝나면 자궁 안에 생성되었던 내막 조직을 탈락·배출시키는데, 이 내막 조직이 엉뚱하게 난관이나 난소 등으로 흘러들어가 쌓이면 자궁내막증이 생긴다.

자궁내막증은 심한 통증을 동반할 수도 있고, 자각 증상이 전혀 없을 수도 있다. 대부분 배란이 이루어지며 호르몬이 상승할 때 통증을 느낀다.

전정통

전정부의 통증으로 섹스 전이나 섹스 도중 혹은 섹스 후에 나타날 수도 있고, 섹스와 상관없이 나타날 수도 있다. 이 증상을 겪은 여자들의 설명에 의하면 질의 입구가 화끈거리며, 닿기만 하면 칼로 베인 듯이 아프다고 한다.

요로 감염

요로 감염은 연령에 상관없이 여자들이 많이 걸리는 질환이다. 요로 감염의 원인은 여러 가지가 있는데 성기를 씻을 때나 샤워할 때 사용한 비누 탓일 수도 있고 섹스 때문일 수도 있다. 항생제를 사용하면 치료할 수 있지만 섹스를 기피하게 되거나 섹스 중 통증을 느낄 수 있다. 요로 감염의 가장 일반적인 증상은 소변 배출 시나 섹스 중 통증을 느끼거나 화끈거리는 증상이다.

진균 감염

진균 감염이 반드시 여성의 성 기능에 영향을 미치는 것은 아니지만 아랫부분이 불편해서 성욕이 저하될 수 있다. 진균 감염의 일반적인 증상은 평소보다 끈끈하고 두터운 질 분비물이 배출되는 것인데, 때로는 강한 냄새가 나거나 간지럽고 화끈거리기도 한다. 진균 감염은 부작용 없이 빨리 치료할 수 있다.

방광염

방광염에 걸리면 요의가 잦아지고 소변 배출 시 화끈거리기도 한다. 이런 증상이 느껴지면 의사와 상의하는 것이 좋다.

세균성 질염

세균성 질염에 걸리면 질 분비물에서 심한 비린내가 난

다. 대부분의 여자들은 질 분비물에서 냄새가 난다는 걸 느낄 때까지 질염에 걸렸다는 걸 모르고 있다. 질 분비물의 냄새는 남자가 콘돔을 사용하지 않고 질 안에 사정을 했을 때 주로 느껴진다. 이런 경우 여자의 질 분비물이 정액과 합쳐지면서 아미닌계의 물질이 방출되기 때문에 비린내가 나는 것이다. 세균성 질염은 쉽게 진단할 수 있으며 치료도 간편하다. 하지만 세균성 질염을 치료하지 않고 방치하면 골반 염증성 질환의 위험이 높아지고, 임산부의 경우에는 조산이나 미숙아 등 합병증을 유발할 수 있다. 세균성 질염 자체는 성욕을 저하시키지 않지만, 강한 냄새 때문에 섹스를 방해할 수 있다.

루의 도서관에서 찾은 비밀정보

'세균성 질염'이란 병명을 모르는 남자들도 여자의 그 부위와 친해져도 좋을지 코로 냄새를 맡으며 확인하는 경우가 있다.

남자들
– '그 녀석'이 같이 움직여 주지 않을 때

남자들은 성기에 영향을 미치는 불편한 문제가 생겨도 여자들처럼 '그것'에 관해 솔직히 이야기하길 꺼린다. 하지만 아무래도 빨리 해결하고 싶어 한다. "그 녀석에게 문제가 생겨서는 안 되지. 그 녀석이 불편하면 내가 불편하거든."

통증이나 염증이 생기면 대부분의 남자들은 곧 의사를 찾는다. 어떤 증상도 터부시되지 않기 때문이다. 남자들은 —여자들과는 달리—섹스를 했다거나 병에 걸린 것 같다는 이야기를 하는 데 별 거리낌이 없다. 사정할 때 화끈거리는 느낌 혹은 사정할 때나 사정하고 난 뒤 고환이나 요도구 주위에 통증이 느껴지면 대부분의 남자들은 의사를 찾는다.

다음은 남성의 성 기능에 부정적인 영향을 미칠 수 있는 질병 목록이다.

▶ 애디슨병(부신기증부전증)

▶ 알코올 중독증

▶ 악성 빈혈

▶ 거식증

▶ 만성 간염

▶ 만성 신부전증

▶ 간경화

▶ 충혈성 심장병

▶ 쿠싱병

▶ 우울증

▶ 마약 중독

▶ 약물 섭취 : 항안드로겐, 고혈압 치료제, 강심제, 에스트로겐, 신경안정제

▶ (약물 복용이나 암으로 인한) 프로락틴의 과도한 분비

▶ 여성화를 일으키는 종양

▶ 혈색소증

▶ 갑상선 기증 저하증

▶ 칼만 증후군

▶ 클라인펠터 증후군

▶ (테스토스테론 감퇴를 동반한) 남성 갱년기

▶ 다발성 경화증

▶ 근위축증

▶ 영양 결핍

▶ 파킨슨병

▶ 뇌하수체 기능 저하

▶ 뇌하수체 암

▶ 테스토스테론 결핍

▶ 결핵

— 출처 : 매스터스, 존슨, 콜로드니의 책 《이성애(Heterosexuality)》

이들 질환은 성생활에 부정적인 영향을 준다. 당신이나 당신의 파트너가 이들 질환을 앓고 있다면 의사와 상의하여 적절한 치료를 받아야 한다.

이제는 성기와 성생활에 보다 직접적인 영향을 주는 질환에 대해 알아보겠다.

전립선염

전립선염은 세균 감염으로 인해 전립선에 생긴 염증이다. 전립선염은 고열과 허리의 통증을 동반하며 전신이 아

프다. 또 페니스와 요도가 불에 덴 듯 화끈거린다. 항생제
를 사용하면 치료된다.

만성 전립선염

만성 전립선염은 드물지만 심각한 질환으로, 결국은 정
낭에도 영향을 미치게 된다. 전립선이 만성적으로 부어 있
으면 주위의 신경을 압박하여 배뇨 시와 성적 흥분 시 통
증을 느끼게 된다. 만성 전립선염의 원인은 아직 분명히
밝혀지지 않다. 섹스 경험이 전혀 없는 소년도 성적으로
활발한 성인 남자처럼 만성 전립선염에 걸릴 수 있다.

발기 부전증 혹은 발기 장애

발기는 남성의 성에서 중심적인 위치를 차지한다. 따라
서 발기가 되지 않거나 원하는 만큼 오랫동안 발기를 유지
할 수 없다는 것은 대부분의 남자들에게 엄청난 부담이다.
발기 부전증은 연령에 상관없이—십대도 가능하다—모든
남자에게 나타날 수 있지만, 55세 이후의 남자들에게 흔히
연상되는 병이다. 여기 몇 가지 통계가 있다.

▶ 55세 : 건강한 남자의 8퍼센트가 발기 부전에 시달
   린다.

▶ 65세 : 25퍼센트의 남자

▶ 75세 : 55퍼센트의 남자

▶ 80세 : 75퍼센트의 남자가 발기 부전의 좌절감을 경
험한다.

어윈 골드스타인(Irwin Goldstein) 박사에 따르면, 발기 장
애의 생리학적 원인은 크게 세 가지로 나눌 수 있다.

(1) 시작 실패 : 페니스 내의 주요 신경이 성적 자극에

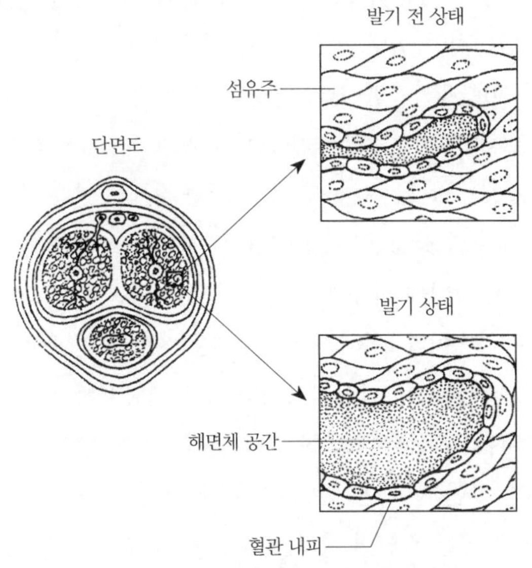

발기 전 페니스와 발기된 페니스 내의 혈액 유입

정확한 반응을 보이지 못하는 것으로 호르몬 부족이
원인일 수 있다.

(2) 유입 실패 : 페니스 내로 유입되어 페니스 조직을 확
장시켜야 할 동맥혈의 유입량이 부족한 것이다.

(3) 저장 실패 : 발기→저장의 메커니즘이 제대로 작동
하지 못하여 페니스 조직 내로 유입된 혈액을 유지하
는데 실패한 것이다.

성 기능 저하는 스트레스와 과로가 많은 부분을 차지하
지만 일반적인 질병 혹은 생리학적 문제가 원인일 수 있
다. 1980년대까지만 해도 여성의 성 장애와 남성의 발기
부전은 대부분 심리학적 원인에서 기인한다고 생각했다.
하지만 오늘날에는 특히 남성 성 기능 장애의 많은 케이스
가 혈액 순환 장애와 관련이 있다는 사실이 밝혀졌다.

남성이 발기에 성공하고 또 유지할 수 있는 능력 그리고
신체적 질병이나 기능 저하 사이에는 분명한 연관 관계가
존재한다. 발기는 남성의 신경체계가 페니스에 전기신호
를 보내어 성기를 혈액으로 가득 채움으로써 일어나는 현
상이다. 그런데 이 전기회로에 일시적 혹은 영구적인 손상
을 줄 수 있는 질환이 많다. 당뇨병이 그 좋은 예이다. 실
제로 당뇨병을 앓는 남자의 50~70퍼센트가 발기 부전에

시달리고 있다. 그 원인은 신경 손상에도 있지만 당뇨병이 신진대사에 악영향을 미치기 때문이다.

디스크, 골반 기관에 행해진 모든 수술, 탈장, 다발성 경화증 등도 발기 장애를 일으킬 수 있다. 노화도 발기 능력에 영향을 미치는 요인이다. 또 앞으로 살펴보겠지만 호르몬의 변화도 막중한 영향력을 발휘한다.

만탁 치아 박사는 도교적 시각에서, 발기 장애가 생리적·심리적 문제일 뿐만 아니라 에너지의 문제, 특히 성 에너지가 약해서 생기는 문제라고 말한다. 그의 설명에 따르면 발기에 성공하고 유지하는 데 어려움을 겪는다는 것은 신체적·성적으로 지쳐 있다는 뜻이다. 도교에서는 일반적으로 섹스를 에너지의 흐름으로 보고 있다.

이는 물론 의미 있는 시각이다. 당신이 순환계에 긍정적(예를 들어 치료) 혹은 부정적(예를 들어 흡연, 음주) 영향을 미치는 행동을 하고 있다면 성 기능도 당연히 그 영향을 받게 된다. 이유는 간단하다. 혈액의 원활한 순환이야말로 오르가슴 능력을 결정하는 주된 요인이기 때문이다. 담배를 피웠는가? 흡연이야말로 페니스 기능을 저하시키는 가장 효과 있는 방법이다. 페니스 내의 혈관은 대부분 미세한데, 미세한 혈관일수록 혈액의 질에 많은 영향을 받는다.

리처드 밀스턴의 지적대로 "흡연은 심장뿐만 아니라 페

니스로 흘러드는 혈액 유입량에 타격을 가한다. 최근 자료에 의하면 흡연이 미치는 악영향은 회복이 불가능할 정도이다. 따라서 무엇보다도 먼저 금연하는 것이 중요하다.”

음주도 흡연만큼이나 심각한 영향을 미친다. 어윈 골드스타인 박사의 책 《정력적인 남성(The Potent Male)》에는 “과도한 음주는 반드시 정력을 약화시킨다. 과량의 알코올은 고환 내 테스토스테론의 생산을 저하시키며 호르몬 대사를 담당하는 간에 부담을 주기 때문에 호르몬 수치가 저하되면서 페니스 기능이 떨어지게 된다. 또한 남성의 성기능을 담당하는 신경체계를 손상시킬 수 있다. 코카인과 마리화나의 장기 복용도 발기에 문제를 일으킬 수 있다”고 적고 있다. 솔직히 말해서 나는—합법과 불법의 문제를 떠나서—성 기능 때문에라도 약물 복용을 자제하라고 권하고 싶다. 삶의 스타일을 변화시킨다는 건 쉬운 일이 아니지만 건강한 성생활은 너무도 중요한 문제이다. 그러므로 건강한 성생활을 위해서라면 삶의 스타일을 변화시키기 위해 노력할 가치가 충분하다.

조루

조루는 페니스를 질 안에 삽입하기 전 혹은 삽입하자마자 사정하는 현상을 말한다. 전통적인 입장에서는 조루를 심리학적 문제로 다루지만, 남자들의 신체적 차이 중의 하나로 고찰하는 입장도 있다. 미국 심리학협회는 조루를 '삽입 전이나 중간 혹은 직후, 본인이 원하기 전에 최소한의 성적 자극만으로도 사정하는 행위가 빈번하게 나타나는 증상'으로 정의한다. 전문가마다 정의는 조금씩 다르지만 조루는 남녀 모두에게 좌절감을 안겨준다. 성 학자인 헬렌 케플란(Helen Kaplan)은 "남자들이 사정까지 걸리는 시간의 평균치가 알려져 있지 않다. 천성적으로 경쟁적인 남자들의 본능을 고려할 때, 완전히 정상인 남자도 사정까지 X의 시간이 걸려야 하는데 실제로는 Y의 시간밖에 걸리지 않았다고 생각할 수 있다. 따라서 파트너는 만족하고 있는데도 스스로 문제가 있다고 느끼는 경우가 있다"고 말한다.

이 때문에 좌절감을 느끼는 건 남자뿐이 아니고 여자도 마찬가지이다. 어떤 여자가 내게 이런 말을 들려주었다. "그는 정말 멋진 남자였지만 섹스를 나눌 때 삽입하자마자 절정에 오르곤 했지요. 나는 아직 아닌데 말이에요. 지금 그는 다른 멋진 여자와 결혼했어요. 언젠가 타이밍에 관한 말을 하더군요. 타이밍 때문에 우린 결국 헤어졌고 다른 여자와 결혼하게 되었다고요."

동전의 다른 면, 즉 사정이 너무 지연되는 증상도 다루기 힘들다. 여자는 질이나 입이 이미 지쳤는데, 남자는 아직 오르가슴에 도달하지 못하는 것이다. 이런 상황에서는 여자가 무슨 행동을 하든지 '무엇인가' 잘못하고 있다는 느낌을 받게 된다.

전문가들에 따르면 남자는 약 40퍼센트가 사정과 관련한 문제를 가지고 있다고 한다. 특히 한창때의 젊은 남자에게 조루는 불안을 야기시켜 클라이맥스를 즐기는 데 치명적인 타격을 준다.

많은 남자들이 발기와 사정 조절 능력을 힘, 통제력, 활력의 상징으로 생각하기 때문에 조루를 경험하게 되면 엄청난 불안에 휩싸이게 된다. 하지만 나이가 든 남자는 신체 기능의 약화를 자연스럽게 받아들이게 되어 조루를 경험해도 큰 타격을 입지 않는다.

루의 도서관에서 찾은 비밀정보

조루에도 단계가 있다. 어떤 남자들은—옷을 입은 여자든 옷을 벗은 여자든—여자를 보기만 해도 사정한다. 대부분의 경우 사정 조절력은 경험과 정비례한다.

조루를 극복할 수 있는 접근 방법은 세 가지로 나뉜다. 우선 상담을 통해 심리적 차원에서 대처할 수 있다. 한번 솔직해질 필요가 있다. 자신의 신체 가운데 자신과 가장 동일시되는 부분이 통제 불능이라면 그에게는 분명 심리적인 문제가 있다.

두 번째 방법은 행동을 변화시켜 보는 것이다. 가장 널리 쓰이는 방법은 '정지-시작 테크닉'으로 혼자서 혹은 파트너와 함께 사정 조절을 연습할 수 있다. 8장에서 소개될 '케겔 운동'도 사정 조절 능력을 강화시켜 준다.

세 번째 방법은 최근 주목받고 있는 약물 치료이다. 조루 치료제는 한결같이 다른 용도로 개발되었다가 이차적으로 조루 치료 효과가 있다는 것이 알려지게 되었다. 예를 들어 우울증에 쓰이는 프로작도 사정 억제 효과가 있으며 강박관념 치료제인 그로민도 마찬가지이다.

조루로 인해 불편을 겪는 남자 혹은 커플은 이 세 가지 방법 중 자신에게 가장 적당한 방법을 선택, 극복의 노력을 기울여야 할 것이다.

호르몬의 성적 의미

호르몬은 남자를 남자답게 여자를 여자답게 만드는 화학 물질로, 그 비밀스런 정체만큼이나 매력적이다. 호르몬은 우리의 몸과 마음에 강력하고도 엄청난 영향을 미친다. 그래서 체내 호르몬 수치가 균형을 잃으면 몸이 부정적인 반응을 보이며, 특히 성 기능이 심각한 타격을 입는다. 남자와 여자의 성에 영향을 미치는 주요 호르몬은 에스트로겐, 테스토스테론, 프로게스테론이다. 이제부터 이들 호르몬이 성 기능에 미치는 영향을 살펴보며 호르몬이 균형을 잃으면 어떤 일이 일어나는지 배우도록 하자.

여기 소개된 정보가 신체 전반에 걸친 호르몬의 영향을 총망라한 것은 아니지만, 당신과 당신의 파트너가 호르몬

불균형과 관련된 성 기능 장애를 겪는 것은 아닌지 살펴보는 데에는 도움이 될 것이다. 호르몬에 관한 이들 정보는 신뢰할 만한 출처에서 선택한 것이다.

라나 홀스타인(Lana Holstein) 박사는 《멋진 섹스를 즐기는 방법(How to Have Magnificent Sex)》이란 책에서 호르몬이 성에 영향을 미치는 방식을 소개했다. 앞으로 소개될 증상들이 당신에게도 해당된다면 의사를 찾아가 보라고 권하고 싶다.

에스트로겐 — 여성의 활력

에스트로겐은 여성의 원만한 성 기능을 위해 꼭 필요한 호르몬으로, 주로 난포와 난소에서 생산된다. 갱년기가 되어 난포가 고갈되거나 외과수술로 난소를 제거한 경우 혹은 약물 복용이나 방사선 치료 때문에 그 기능이 파괴된 여성은 심각할 정도로 성욕이 저하될 뿐만 아니라 다른 면에서도 성 기능에 변화를 겪게 된다.

이 중요한 호르몬을 대체하기 위해서는 질 윤활제를 사용할 수도 있고 에스트로겐 질 크림이나 복용제 혹은 피부에 붙이도록 제작된 패치를 쓸 수도 있다. 또 매일 소량의 에스트로겐을 방출하는 실리콘 링도 새로운 형태의 에스트로겐 대체 방법이다. 실리콘 링은 2일분의 복용량을 석

달 동안 천천히 방출한다. 섹스 중에도 질 안에 그냥 둘 수 있다. 또 에스트로겐을 국부 세포에만 방출하기 때문에 혈중 에스트로겐 수치를 높이지 않는다. 에스트로겐을 복용하는 데 거리낌이 있거나 의학적으로 권고되지 않을 경우, 실리콘 링은 귀찮은 에스트로겐 질 크림을 대신해 줄 훌륭한 방법이다.

하지만 에스트로겐 복용은 여전히 논쟁거리로 남아 있다. 널리 알려진 바와 같이 호르몬 대체 요법은 장단점이 있으므로, 의사나 믿을 만한 사람과 의논해서 스스로 결정해야 할 개인적인 선택의 문제이다. 에스트로겐을 복용하겠다고 결정한 사람은 패치나 크림, 알약 등 다양한 제품이 시중에 나와 있으니 자신에게 적합한 제품을 선택하면 된다. 에스트로겐에 관한 새로운 정보는 지금도 매일 쏟아져 나오고 있는 상황이니, 호르몬 대체 요법의 장단점이 완벽히 밝혀지기 전까지는 모든 상황을 고려하여 개인적으로 편안하고 또 자신의 몸에도 적당한 선택을 해야 할 것이다.

테스토스테론의 정력

'욕망의 호르몬'이라고 불리는 테스토스테론은 성감을 느끼게 하고 성욕을 불러일으킨다. 성적인 면에서 테스토스테론은 성욕과 직접 관련될 뿐만 아니라 남녀 모두에게 활력과 에너지를 느끼게 한다. 테스토스테론이 부족하면 섹스를 해도 부진하고 섹스에 아예 관심을 잃을 수도 있다.

테스토스테론과 남성

테스토스테론 수치가 높거나 적절한 남자는 원기 왕성하고 생동감이 넘치며 성적으로도 활발하고 자주 흥분된다. 하지만 나이가 들면 고환에서 생산되는 테스토스테론의 양이 점차 줄어든다. 테스토스테론의 수치가 낮아지면 남자는 성욕이 감퇴할 뿐만 아니라 발기에도 어려움을 겪는다. 물론 테스토스테론이 발기 장애의 유일한 원인이나 가장 흔한 원인은 아니지만, 발기 장애에 접근하는 첫 단계는 혈액이나 타액 중의 테스토스테론 수치를 측정한다. 테스토스테론은 알약 형태로 복용해도 위에서 섭취되지 않기 때문에 패치나 크림을 허리나 복부, 엉덩이 부분에 부착하는 것이 좋다.

하지만 테스토스테론 대체 요법을 시행하기 전에는 반드시(!) 성욕과 발기 문제에 관한 주의 깊은 분석을 받아야 한다. 또한 테스토스테론은 전립선의 비대를 자극할 수 있기 때문에, 호르몬을 주입하기 전에 반드시 전립선의 크기와 전립선 특이항원(PSA)을 측정, 평가해야 한다. 또 테스토스테론이 혈중 콜레스테롤과 반응할 때 일어나는 부작용도 염려하지 않을 수 없다. 콜레스테롤 전체 수치와 '저밀도 지질 단백질' 혹은 'β-지질 단백질' 콜레스테롤의 수치가 높은 사람은 상태를 면밀히 살펴가며 정기적으로 진찰을 받아야 한다. 또 간 기능 상태도 계속 관찰해야 한다. 의사도 치료 중 간 기능 검사를 권할 것이다.

테스토스테론과 여성

여자들도 테스토스테론을 가지고 있으며 또 필요하다. 여성의 경우 테스토스테론의 약 1/3~1/2은 난소에서 생산되며 나머지는 부신에서 생산된다.

테스토스테론의 양은 개인차가 큰데, 갱년기에 들어서면 생산이 감소된다. 테스토스테론의 양이 적어지면 성욕을 상실할 뿐만 아니라 성적 반응도 약화되어 클리토리스가 둔감해지거나 위축되며 오르가슴에 이르는 데도 어려움을 겪는다.

흥미로운 사실은, 여성의 경우 갱년기가 제대로 시작되기도 전에 테스토스테론이 감소될 수 있다는 것이다. 그래서 어느 날 갑자기 성욕을 상실하거나 전에 없이 오르가슴에 이르기 어려운 현상을 겪게 되어 무척 당황하게 된다. 물론 여자의 몸이나 삶의 무엇인가가 이 변화를 만들어낸 것이지만, 테스토스테론이 없어지는 이유는 아직까지 분명하게 밝혀지지 않았다. 간단한 혈액 혹은 타액 검사만으로 테스토스테론의 부족을 감지할 수 있는 것이 다행할 뿐이다.

자주 간과되는 사실이지만 난소 제거 수술을 받은 여자들 가운데에는 호르몬 때문에 성욕이 낮아진 경우가 있다. 난소만 제거했거나 자궁과 난소를 모두 제거한 경우 주로 에스트로겐 결핍을 염려한다. 그래서 회복실에서는 환자에게 에스트로겐 패치를 붙여주며 난소 기능이 없어지며 겪는 변화 과정에 보다 쉽게 적응할 수 있도록 도와준다. 하지만 이때에도 테스토스테론의 결핍은 자주 간과되고 있다. 물론 난소가 제거되었어도 부신에서 테스토스테론이 충분히 생산되는 여자들도 있다. 또 테스토스테론의 수치가 낮아도 별 이상을 느끼지 않는 여자도 있다. 다시 말해서 갱년기의 모든 여자가 이 호르몬을 필요로 하는 것은 아니다.

테스토스테론을 투여하면 여드름이 나거나 신경이 예민해지거나 얼굴의 털이 자라거나 혈중 콜레스테롤이 변화하는 등 부작용이 생길 수 있다. 테스토스테론을 소량 투여하는 경우에는 이런 부작용이 눈에 띄지 않지만, 그럼에도 불구하고 치료가 시작되면 늘 주의를 게을리하지 말아야 한다. 테스토스테론의 투여량은 환자의 기분, 신체 상태 그리고 성욕에 따라 조절해야 한다.

점점 많은 수의 의사와 연구자들이 여성의 성과 호르몬의 영향에 초점을 맞추면서 테스토스테론 대체 요법에 관한 상세한 정보가 알려지게 되었다. 여성용 테스토스테론 패치가 현재 실험 중에 있다. 앞으로 정확한 연구와 실험이 행해진다면 미래의 여자들은 의사들을 찾아가 당당하게 성욕과 활력에 관한 상담을 받을 수 있을 것이다.

프로게스테론과 에스트로겐의 균형

프로게스테론은 성숙한 난자가 매달 배출된 뒤 난소 속에 남는 황체(황색의 조직 덩어리)가 생산하는 호르몬으로 자궁 내 점막을 두껍게 하고 자궁선(子宮腺)의 분기를 일으켜 수정란이 착상되도록 한다. 이런 기능을 수행하는 프로게스테론이 없다면 아무리 완벽한 수정란이라도 착상할 수 없다. 따라서 프로게스테론의 부족은 불임의 원인이 된다.

한편 임신이 되지 않으면 프로게스테론의 생산량은 급격하게 소진된다. 프로게스테론 수치가 떨어지면 자궁 내 점막이 분리되어 질을 통해 밖으로 배출되는데, 그것이 월경이다. 프로게스테론과 에스트로겐의 불균형은 악명 높은 월경전 증후군(월경이 시작하기 7~14일 전에 시작하여 월경이 시작되면 멈추는 증상으로, 신경과민부터 두통, 소화장애까지 다양한 증상–역주)과 함께 엄청난 고통을 야기할 수 있다.

따라서 여자에게는 에스트로겐과 프로게스테론의 균형을 유지하는 것이 무엇보다도 중요하다. 갱년기가 가까이 오면 월경은 끊어지지 않았어도 에스트로겐이 줄어들기 때문에 월경이 시작하기 일주일 전쯤—이때 프로게스테론은 최고치에 달한다—소량의 에스트로겐 패치를 붙이는 것이 좋다. 폐경기에 접어들어 프로게스테론 대체 요법을 쓰는 여자는 프로게스테론을 투여하는 동안 에스트로겐 투여량을 절반가량 늘릴 수 있다.

다시 한 번 강조하자면, 호르몬 대체 요법은 대단히 개인적인 결정으로, 언제나 믿을 수 있는 의사와 상담해야 한다. 또 이 분야는 계속 변하고 있으므로 새로운 연구나 발표에 늘 주의를 기울여야 한다.

성 기능에 영향을 주는 약물

성 기능에 부정적인 영향을 미치는 약물 목록은 엄청나게 많다. 거의 모든 약물이 성 기능에 부정적인 영향을 미친다고 한 번 이상 보고되었다. 그러므로 새로운 약을 복용하고부터 성 기능에 이상이 생겼다면 반드시 의사와 상담하여 현재 복용 중인 약이 당신이 겪고 있는 증상과 비슷한 문제를 일으켰던 적은 없는지 살펴보아야 하고, 그런 문제를 피할 수 있는 다른 약은 없는지 알아보아야 한다. 다음 범주의 약물들은 남성과 여성의 성에 특히 부정적인 영향을 미칠 수 있다.

> ▶ 고혈압 치료제
> ▶ 우울증 치료제
> ▶ 안정제
> ▶ 정신질환 치료제
> ▶ 마약과 마약 대용물

성관계를 통해 전염되는 질병

성관계를 통해 전염되는 질병들은 오르가슴에 직접적인 영향을 미치지는 않지만 성생활 전반을 황폐화시킨다. 안전 조치가 없다면 누구나 성관계를 통해 성병에 걸릴 수 있다. 실제로 2001년 한 해 동안 미국인 15명 가운데 한 명이 성병에 걸렸으며 미국인 4명 중에 한 명은 이미 성병에 걸린 상태이다. 성병은 연령, 인종, 교육 정도, 직업, 경제·사회적인 지위에 상관없이 누구나 걸릴 수 있다. 성병 중에는 자각 증상이 전혀 없는 것도 있다. 성병에 걸렸어도 전혀 불편함을 느끼지 못하기 때문에 알 수가 없는 것이다. 특히 여성의 경우에는 회복 불가능한 손상이 이미 진행되었어도 명백한 징후가 없는 경우가 많다.

성병은 질을 통한 섹스뿐만 아니라 오럴 섹스, 항문 섹스를 통해서도 전염되며 삽입이 이루어지지 않았어도 페니스, 질, 입이나 항문의 접촉만으로도 전염될 수 있다.

건강에 관한 한 어떤 상황에서도 자가 진단은 현명한 행동이 아니다. 성병이 아니면서도 다른 이유로 성병과 같은 증상이 나타나기도 하며, 또 많은 성병이 장기간 진행되면서도 아무런 증상을 나타내지 않는다. 조금이라도 성병이 의심스러우면 즉시 의사를 찾아가야 하며, 성병임이 확인되면 의사의 처방을 따라야 한다. 또 파트너에게도 즉시 그 사실을 알려야 한다. 이는 물론 어려운 일이지만 당신의 파트너가 함께 치료받지 않는다면 당신은 곧 재감염될 것이며 당신의 파트너가 회복 불능의 피해를 입을 수도 있다.

나는 〈부록〉에서 가장 흔한 성병과 그 증상 및 잠재적 위험, 치료 방법 등을 소개했다. 이 질병들은 오르가슴뿐만 아니라 당신의 성생활 전반에 엄청난 타격을 가한다. 그러므로 어떤 경우에도 안전한 섹스를 즐기라고 권하고 싶다.

건강한 성생활을 유지하는 것은 신체적 · 정신적 건강

을 돌보는 것과 마찬가지로 매우 중요한 일이다. 현대인의 삶에서 스트레스는 피할 수 없지만, 노력만 한다면 건강에 주의를 기울일 수 있는 방법은 언제나 찾을 수 있다. 절정의 순간, 당신의 몸이 제대로 기능하지 못하면 자신감을 잃기 쉽다. 또 인생의 중요한 국면을 건강하게 유지하지 못했다는 자괴감도 피하기 어렵다. 섹스는 포기하거나 타협하기에는 너무 중요한 문제이다.

8

쾌감을 상승시켜 주는
각종 보조용품

섹스와 오르가슴의 광활한 세계

마음을 사로잡는 강렬한 섹스는 한 가지 체위나 방법으로는 불가능하며, 특히 정상 체위의 삽입을 통해서는 거의 불가능하다. 그러므로 오럴 테크닉과 핸드 테크닉은 물론 성적 쾌감을 강화할 수 있는 여러 방법을 개발하는 것이 필요하다. 이때 성인용 섹스 기구도 빠뜨릴 수 없는 부분이다.

과거 몇 년간 성 세미나를 개최하면서 나는 점점 많은 커플들이 섹스 기구에 호기심을 느끼고 있거나 이미 실험 중이라는 걸 알아차렸다. 당신의 몸을 깊은 잠에서 깨워, 심도 있고 폭넓은 감각을 느낄 수 있는 방법은 다양하다. 이 자극들은 오르가슴으로 이어질 수 있다. 물론 오르가슴이 유일한 목표는 아니다. 다시 한 번 강조하지만 신속한 오르가슴이 당신의 유일한 목표라면 이제부터 소개될 정보는 무시해도 좋다.

이 장에서는 강렬한 섹스를 원하는 이들을 위해 아로마 요법, 최음제 그리고 축축하고도 야성적인 쾌감을 더해줄 윤활제 사용법 등을 소개할 것이다.

소용돌이와 감각적인 마사지

우리들 대부분은 진한 애무의 스릴을 아직 기억하고 있다. 젊은 시절 혹은 연애 시절, 아직 모든 것을 즐길 준비가 되어 있지 않다고 느꼈던 그 시절에 몸의 이곳저곳을 더듬던 뜨거운 손, 거친 호흡으로 다가오던 무게감, 기다림, 우리 몸의 뜨거운 부분을 맴돌던 움직임 등을 어떻게 잊을 수 있을까! 그 스릴의 많은 부분은 성기를 직접 만질 수 없었기 때문이다. 나는 이러한 전희 테크닉을 가능한 한 많은 방식으로 사용하길 좋아한다.

성기가 자극되기 전에 뜨겁게 달아오를 수 있으면 강렬한 오르가슴에 도달할 수 있다. 옛날에는 많은 여자들이 젖가슴 애무나 키스를 통해 오르가슴을 경험했다! 한 남자가 젖꼭지 애무의 느낌을 다음과 같이 토로했다. "그때 나는 매우 지친 상태였는데 그녀가 내 젖꼭지를 애무하기 시작했습니다. 젖꼭지를 살짝 비트는데 그 순간 페니스에 전기가 찌르르 흐르는 겁니다. 젖가슴 전체를 마사지하자 나는 그만 달아오르고 말았습니다. 그녀가 내 물건을 만질 새도 없었지요."

우리 몸은 성감대로 가득 차 있다. 몸을 깨우는 것은 쾌감을 깨우는 첫 걸음이며, 오르가슴으로 향한 길목으로 접어드는 것이다. 두 사람이 서로를 뜨겁게 흥분시킬 때 사용할 수 있는 두 가지 특별한 테크닉을 소개하겠다.

소용돌이

손톱이나 손가락 끝으로 그녀 혹은 그의 발에서부터 위로 물결치는 파도 마사지를 한다. 이 동작을 그녀 혹은 그의 머리나 어깨에서부터 시작하여 아래로 내려갈 수도 있다. 어디서부터 시작하든지 물결치는 파도의 터치는 성기를 직접 만지지 않고도 성적 흥분을 야기한다. 직선 동작의 애무는 다음 도착지를 알려주지만 파도치는 불규칙한 패턴은 예측을 불허하면서 다음 도착지에 대한 기대를 불러일으킨다.

감각을 깨우는 마사지

직접적인 성기 결합에 앞서 서로를 자극하여 흥분시키는 전희에 효과적인 마사지가 있다.

그녀 혹은 그의 몸 이곳저곳을 두 손으로 부드럽게 누르는 동작을 이어가면 잠들어 있던 감각이 깨어난다. 이 마사지는 위에서 아래로 발을 향해 내려가며 하는 것이 가장 좋다. 이때 성기 부분과 여자의 젖가슴은 피해야 한다. 그 영역은 너무 예민하기 때문이다. 감각을 깨우는 마사지의 목표는 정상을 향해 질주하는 것이 아니라 느긋한 상태에서 성적 긴장을 준비하는 것이다.

▶ 가장 중요한 점은 원만한 동작을 지속적으로 이어가며 끊어지지 않도록 주의하는 것이다. 몸은 깜짝 놀

라게 하는 센세이셔널한 감각을 매우 좋아하는 것 같지만 그럴 때에도 낯익은 영역에서 편안한 느낌으로 다가와야 한다. 그러므로 머리에서 허벅지로, 팔에서 발로 건너뛰지 말고 한 방향으로 천천히 움직이는 것이 낫다. 처음에는 동작을 크게 하다가 점차 작은 동작의 애무로 변화시킨다.

▶ 마사지는 좌우로 균형을 맞춰 같은 동작을 한다.

▶ 피를 심장 쪽으로 움직이거나 심장 바깥쪽으로 움직이는 동작을 한다.

▶ 비교적 넓은 영역의 감각을 깨우는 것으로 시작하는데, 영역별로 마무리할 때는 부드럽고 가벼운 터치로 한다.

▶ 로션이나 마사지 오일을 사용하여 손이 피부 위에서 미끄러지도록 한다. 로션이나 마사지 오일이 부족하다고 느껴지면 중간에 보충한다.

▶ 마사지하는 두 손이 따뜻한지 확인한다. 필요하면 양손을 싹싹 비빈다.

▶ 마사지를 받고 있지 않는 부분은 타월이나 얇은 이불로 덮어 몸을 따뜻하게 해야 한다.

아로마 요법[*]

아로마 요법은 편안하고 낭만적이며 감각적인 분위기를 만들어 줄 뿐만 아니라 성적으로 고조되는 분위기로 이동될 때도 좋은 효과를 낳을 수 있다. 당신만의 독특한 레퍼토리를 만들고 싶다면 다음에 소개된 에센셜 오일의 효과와 혼합 방법에 주의를 기울여라.

가벼운 진정 효과 : 카밀러, 백단향, 라벤더, 베티버

---

[*]아로마 요법은 1020년대에 프랑스의 화학자 르네 모리스 카트포스(Rene-Maurice Gattefosse)가 만든 개념으로 우리 몸에 이로운 향기를 의미하는 '아로마(aroma)'와 치료법을 의미하는 '테라피(therapy)'의 합성어이다. 아로마 요법은 건강에 도움이 되는 향기 있는 식물(허브)에서 추출한 휘발성 정유(에센셜 오일)를 코를 통해 흡입하거나 피부를 통해 침투시켜 심신을 건강하게 하는 데 도움을 주는 대체 요법이다. —역주

각성 효과 : 검은 후추, 로즈메리, 레몬, 페퍼민트
정상화 효과 : 베르가못, 라벤더
성적 황홀경을 위한 몸과 마음의 준비 : 유향 증발유

이 책을 쓰면서 나는 아로마 요법의 영향을 직접 실험해 보았다. 내가 자신 있게 말할 수 있는 것은 레몬초와 로즈마리 혼합향은 머리를 맑게 해주는 효과가 있었다. 나는 기분 좋은 향기를 내는 발향제가 첨가된 양초를 사용했는데, 책을 쓰면서 머리가 아파지면 초를 켜고 허브차를 한 잔 마시며 잠시 집 안을 거닐며 그 은은한 향기를 즐기곤 했다.

발향제가 첨가된 양초 혹은 그냥 발향제도 긴장 완화 효과가 있다. 패출리나 일랑일랑, 바닐라, 샐비어, 장미, 제라늄 등은 대부분의 사람들에게 이미 익숙한 향이기 때문에 처음 쓰는 사람에게도 거부감이 없을 것이다.

아로마 요법의 효능은 후각신경에 감지된 향기가 뇌에 직접 영향을 미쳐서 일어나기 때문에, 먹거나 마시는 제품이 혈액을 통해 몸에 영향을 미치는 것과는 다르다.

여성을 위한 효능	남성을 위한 효능
분위기를 좋게 만든다	
재스민 : 여성적인 면을 강화시킨다. **카밀러** : 감정의 찌꺼기를 정화한다. **네롤리** : 매우 여성적인 느낌을 준다. **그레이프푸르트** : 얼굴 화장액으로 쓸 수 있으며 사물을 밝게 만든다.	**바닐라** : 깊은 감정, 숨겨진 성욕을 드러낸다. **오렌지** : 감정적 혼란을 정리하는 데 도움이 된다.
성감을 이끌며 자극한다	
베르가못 : 성생활에 활기를 준다. **제라늄** : 균형, 양성 간의 조화를 창출한다.	**카다몬** : 에로틱한 본능을 일깨운다. **베티버** : 성적으로 흥분시키며 자극한다.
최음 효과	
일랑일랑 : 에로틱한 느낌을 강화시킨다(너무 많이 쓰면 역효과). **재스민** : 완벽한 여성, 대지의 여신을 연상시킨다. **샐비어** : 남성을 유혹한다. **장미** : 가슴을 뛰게 한다.	**백단향** : 심오한 남성향, 진정 효과, 유혹적이다. **샐비어** : 최면 효과를 가져온다. **패출리** : 고대의 에로티즘을 연상시킨다. **커민** : 체액의 흐름에 강한 자극을 준다.
활력 증강, 에너지 고조	
레몬초 : 청결하고 생동적인 느낌을 준다. **로즈메리** : 창조력 증강, 피로 격퇴에 쓰인다.	**주니퍼** : 섹시한 오일 **카다몬** : 에로틱한 본능을 일깨운다.

여성을 위한 효능	남성을 위한 효능
통찰력과 기억력을 강화시킨다	
멜리사 : 부드럽고 다정하다. 정신적으로 지쳐 있을 때 좋다. **로즈메리** : 감각을 자극한다.	**검은 후추** : 정력을 돋우고 강화한다.
휴식, 통제, 원활	
라벤더 : 점진적인 영향을 준다. **마요라나** : 섹스 대신 포옹을 원할 때 효과가 있다.	**유향** : 스트레스 해소에 도움이 된다. **시나몬** : 신경을 편안하게 한다.
사용법	
기화시켜서 흡입하거나 마사지유로 사용할 수도 있으며 목욕물에 섞어도 좋다. 입 안을 헹궈도 좋다. 얼굴 마사지를 할 때는 아로마 에센셜 오일 15방울 정도를 약 30그램 정도의 아몬드 오일에 섞어서 사용한다. 에센셜 오일은 각자의 피부에 맞는 것으로 선택한다.	

피부 타입	오일
건성	백단향, 장미
민감성	카밀러, 라벤더
지성	라벤더, 일랑일랑
보통	제라늄, 네롤리

최음제

최음제에 관한 신화는 참으로 많다. 하지만 고대로부터 내려오는 최음제 가운데에는 효과가 있는 것도 있지만 믿을 수 없는 것도 많다. 앞에서 소개한 에센셜 오일들(양초나 방향제, 목욕용 첨가제 등의 형태로도 판매된다)도 긴장을 풀어주고 분위기를 돋워줌으로써 성욕을 증가시킬 수 있다.

《특이한 섹스 경험을 위한 백과사전(Encyclopedia of Unusual Sex Practices)》의 저자 브렌다 러브(Brenda Love)는 최음제를 '성욕과 정력을 증가시키거나 강화시키는 화학 물질'로 정의하며 '최음제(aphrodisiac)'란 단어의 기원을 그리스 신화에 나오는 사랑과 미의 여신 아프로디테에서 찾았다. 브렌다 러브는 최음제를 식품과 약물의 두 그룹으로 분류했지

만, 전문가들은 신체가 배출하는 분비물을 최고의 최음제
로 꼽는다. 하지만 우리들의 오감에 반응하여 성적 반응을
불러일으키는 것은 무엇이건 최음제라고 할 수 있다. 우
리의 미각과 후각, 청각, 시각, 촉각에 반응하는 모든 이
미지 혹은 물체는 최음제가 될 수 있다. 《사랑의 체위(Love
Potions)》의 저자 신시아 머비스 와슨(Cynthia Mervis Watson)
은 "일시에 모든 것을 자극시키는 최음제는 주의해야 한
다"고 말한다.

최음제는 음식이나 음료수, 허브나 양념, 약물, 자연 약
품, 꽃의 에센스나 아로마의 형태로 사용된다. 형태는 서
로 다르지만 모든 고대 문명에 최음제가 사용되었다. 중
국, 이집트, 메소포타미아, 인도, 유럽, 아프리카, 남미,
폴리네시아에도 최음제가 있었다.

와슨에 따르면 어떤 최음제들은 "고등학교 화학처럼 정
말 단순하다"고 한다. 우리 몸은 특정한 성분을 먹어야만
각종 호르몬과 신경 전달 물질, 신경 펩티드를 생산할 수
있다. 전통적인 최음제는 다량의 아미노산과 우리 몸에 꼭
필요한 효소, 비타민을 함유하고 있는 것이 많은데 이것들
이야말로 최음제가 효과를 발하는 이유이다. 와슨은 야생
마, 바닐라, 은행, 과라나 등의 식물 추출물들도 최음 효과
를 보인다고 말한다.

최음제 중에는 MDMA[*]와 같이 신경 전달 물질의 수치를 변화시킴으로써 작용하는 것들도 있다. MDMA는 신경 전달 물질인 세로토닌을 엄청나게 방출시켜 황홀경을 느끼게 하지만 오르가슴을 방해한다. 또 다른 최음제는—항우울제로 쓰이는 MAO 저해제(monoamine oxidase inhibitor)와 같이—신경 전달 물질의 리사이클링을 저해하여 체내에 쌓이게 하는 방식으로 작용하기도 한다.

---

[*] MDMA : methylenedioxy methamphetamine, 국내에서도 일명 '도리도리'로 불리며 다이어트, 피로 회복 등에 효과가 있는 것으로 오인되어 사회적 문제를 야기한 적이 있었던 것으로, 필로폰과 같은 류에 속하는 마약성 물질-역주

여러 가지 윤활제

윤활제가 없으면 어떻게 살까? 숙녀 여러분, 여러분이 언제나 축축하게 젖을 수는 없습니다. 신사 여러분, 여러분은 당신의 숙녀에게 더해지는 윤활제의 부드럽게 미끄러지는 쾌감을 아주 좋아하십니다. 윤활제는 쾌감을 증가시킬 뿐이다. 본론으로 들어가기 전에 윤활제 선택에 반드시 고려해야 할 점들을 소개하겠다.

▶ 안전한 섹스를 위해 수용성 윤활제와 콘돔의 사용을 권한다. 수용성 윤활제는 사용이 간편할뿐더러 콘돔에 사용된 라텍스를 손상시키지 않는다. 핸드 테크닉을 위해서는 지용성 윤활제의 사용도 무방하지만 핸드 테크닉에 이어서 콘돔을 이용한 삽입이 시도되면

끼는 느낌이 들 것이다. 그러니 처음부터 수용성 윤활제를 사용하는 것이 가장 좋다.

▶ 윤활제의 포장에 적힌 설명을 처음부터 끝까지 읽는다. 윤활제의 구성성분 표시란에 '오일'이라는 단어가 한 군데라도 나오면 그 제품은 수용성이 아닐 수 있다. '논옥시놀(nonoxynol)-9'으로 알려진 구성성분도 주의를 요한다. 이 성분은 원래 병원 청소액으로 쓰였으며 질 각막에 손상을 입힐 수 있다. 논옥시놀-9은 에이즈를 발생시키는 인체 면역 결핍 바이러스에 대항력을 가진 것으로 설명되기도 하지만, 이제까지의 연구에 의하면 그 효과가 확인되지 않았다. 미국 질병방지센터의 헬렌 게일(Helene Gayle) 박사는 "논옥시놀-9을 효과적인 에이즈 방지 수단으로 추천해서는 안 된다"고 말한다.

▶ 포장지에 적힌 용도가 화장품 혹은 국부용 화장품이라면—체내건 체외건 상관없이—민감한 세포에 사용해서는 안 된다.

▶ 포장지에 눈에 들어가지 않도록 주의하라고 적힌 물건은 성기 부분에 사용하지 않아야 한다. 눈과 입의 점막은 성기 부분의 점막과 거의 동일하기 때문이다.

▶ 유색 제품이나 향기가 나는 제품을 사용할 때에는 우

선 피부에 발라 너무 자극적이지 않은지 테스트해 본다. 자극적인 제품은 진균이나 포진 감염을 발생시킬 수 있다. 잘 모르거나 매우 자극적인 제품은 섹스하기 전 2~3일간 먼저 자신의 몸에 테스트해 보는 것이 좋다.

루의 도서관에서 찾은 비밀정보

어떤 경우에도 논옥시놀-9이 함유된 윤활제를 오럴 섹스 중에 사용해서는 안 된다. 이 성분은 맛도 끔찍할 뿐만 아니라 입을 살짝 마취시키는 효과가 있다.

섹스 놀이를 위한 성인용 장난감

섹스 기구는 성생활에 흥분과 변화, 밀도를 강화시켜 준다. 나의 세미나에 참석했던 남녀가 즐겨 사용했던 기구를 여기 소개한다. 딜도(dildo)나 진동기의 선택 방법, 사용 방법도 함께 담았다.

역사적인 사실과 재미있는 사실	밀스턴 박사에 따르면 페니스의 길이와 굵기를 확대하는 데 쓰이는 진공 펌프는 "발기 부전의 남자가 발기하는 데 도움을 줄 수 있지만 페니스의 길이와 직경이 눈에 띄게 커졌음을 입증하는 어떤 자료도 없다"고 한다.

섹스 기구는 당신이 적당하다고 생각되는 방식으로 마음껏 사용해도 좋다. 하지만 여기에도 몇 가지 기본 규칙

이 있다.

1. 장난감은 언제나 청결한 상태로 관리한다. 사용 전 그리고 사용 후, 따뜻한 물에 항세균성 비누로 깨끗하게 씻는다.
2. 플라스틱 제품은 언제나 수용성 윤활제를 사용한다. 마사지 오일이나 핸드 로션 등의 오일 제품은 플라스틱의 표면을 손상시킨다.
3. 질이나 항문에 삽입되는 부분에는 콘돔을 사용한다. 그렇게 하면 청결하게 간수하기 쉽다.
4. 신체 부위별로 다른 기구를 사용한다. 질에 사용하는 기구를 항문에 사용해서는 안 된다.
5. 기구는 안전한 장소에 보관한다. 먼지가 많은 곳이나 오일이 묻을 수 있는 곳은 피한다. 질 기구와 항문 기구는 각기 다른 가방에 넣어 보관한다.
6. 섹스 기구는 절대 빌려주지 않는다. 그런 위험은 감수할 필요가 없다.

딜도와 진동기

남녀를 막론하고 개인적으로 선호하는 타입의 딜도나 진동기가 있다. 실제 사람(대부분은 성인 영화의 배우)의 페니스를 본따서 똑같이 만든 제품도 있다.

중요한 것은 당신에게 적당하고 또 쉽게 세척할 수 있는 제품을 고르는 것이다. 실리콘 제품은 라텍스 제품보다 빨리 흥분된다고 좋아하는 사람들이 있다.

절정의 순간 딜도 주위의 골반 근육이 수축하면서 느껴지는 강렬한 감각과 질의 경련을 좋아하는 여자들도 많다.

크기

▶ 시중에 나와 있는 제품의 크기는 매우 작은 것부터 팔뚝 길이까지 다양하다.

▶ 고환이 달린 것도 있고 없는 것도 있다.

▶ 파트너가 함께 사용할 수 있는 2인용 딜도도 있다.

소재

▶ 인조 피부, 플라스틱(단단한 것과 부드러운 것), 라텍스, 실리콘, 금속, 고무, 비닐 등

형태

▶ 직선형, 곡선형, 자연형, 돌기형, 민자형, 둥근형, 길이 조절 가능형, G포인트/전립선 자극을 위한 특수 디자인

진동 유형

▶ 대부분의 진동 딜도는 질 안에 삽입했을 때 클리토리스를 자극하도록 디자인되어 있다. 진동의 강도는 여러 단계로 조절이 가능하다. 하지만 클리토리스를 자극하는 동시에 질 속에 삽입된 딜도의 끝부분이 돌거나 딜도 자체가 진퇴운동을 하도록 만들어진 제품도 있다.

▶ 건전지용과 전원 연결식이 있다.

색깔

▶ 누구나 좋아하는 색을 고를 수 있도록 다양한 색의 제품이 나와 있다. 야광, 검정, 밤색, 분홍, 피부색, 투명, 보라, 흰색, 단색, 줄무늬, 반짝이는 색 등

기타 장비

▶ 딜도는 손에 쥐고 쓸 수도 있지만 가죽이나 헝겊으로 된 띠에 고정시켜 엉덩이에 두르고 사용할 수도 있다.

▶ 전신 접촉을 원하는 남자는 허벅지에 띠를 매고 거기에 딜도를 고정시켜 사용할 수도 있다. 성 세미나에 참석했던 한 여자가 하반신 마비가 된 남편과 딜도 섹스를 나눈 이야기를 한 적이 있다. "드디어 남편이

내 안으로 들어올 수 있었어요. 그런 일이 가능하리라고는 생각지 못했었죠." 섹스 기구의 마술은 정말 놀랄 만하다.

딜도의 사용법

▶ 섹스를 할 때는 호흡이 중요하다. 심호흡은 느낌을 강화시켜 준다.

▶ 파트너에게 진동기를 클리토리스에 대달라고 부탁해 보라. 그것만으로도 남자는 흥분할 것이다. 자극이 너무 강할 때는 진동기에 수건을 씌우거나 대음순에 진동기를 대라. 클리토리스를 직접 자극하면 자극이 너무 강렬해서 매우 흥분하기 전까지는 그걸 좋아하지 않는 여자도 있다. 그러므로 진동기를 클리토리스 주위에 대고 부드럽게 상하운동을 하는 것이 좋다.

▶ 딜도나 진동기를 천천히 질 안에 삽입한다. 첫 5센티미터가 가장 강한 느낌을 줄 것이다.

▶ 작고 뾰족한 특수 딜도나 진동 딜도는 항문 놀이를 즐기는 남녀에게 멋진 쾌감을 선사할 것이다. 항문 놀이를 즐기는 남자들은 자위를 하거나 파트너가 핸드 테크닉을 해줄 때 보통 작은 막대 모양의 진동기를 항문에 삽입하는 것을 좋아한다.

▶ 두 사람이 동시에 딜도 놀이를 즐길 수도 있다. 질 안에 삽입할 딜도를 허리띠에 고정시켜 사용하면서 두 번째 딜도로 파트너를 즐겁게 해주면 두 사람 모두 충만된 느낌을 즐길 수 있다.

진동기와 딜도의 종류

여기서는 고전적인 제품만을 소개하겠다. 하지만 시중에는 보다 다양한 제품이 많이 나와 있어서 선택의 폭은 끝이 없다.

토끼의 진주

'토끼의 진주'는 두 파트너를 동시에 자극하도록 디자인되어 있다. '토끼의 진주'를 최대한 활용하려면 토끼 부분만 진동시키고 다른 부분의 진동 선택은 하지 않는 것이 좋다.

남자가 위로 오도록 두 사람이 누워서 막대 부분을 질 안에 삽입하고 스위치를 켜라. 그러면 토끼의 코나 귀는 그녀의 클리토리스를 자극하고 토끼의 등은 남자의 고환 아랫부분을 자

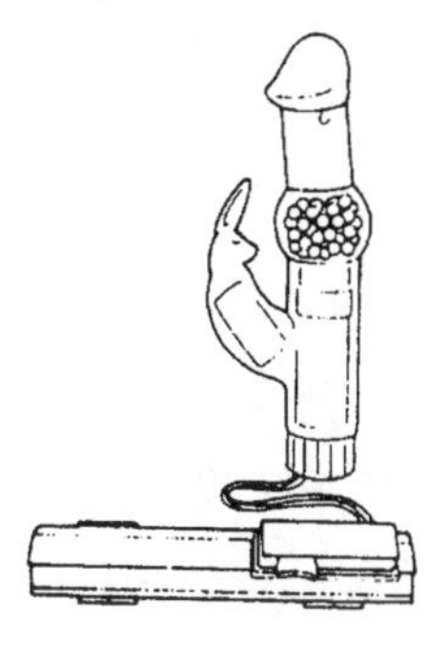

토끼의 진주

극할 것이다.

간지럼꾼

'간지럼꾼'은 작은 은공이 들어 있는 주머니로 페니스

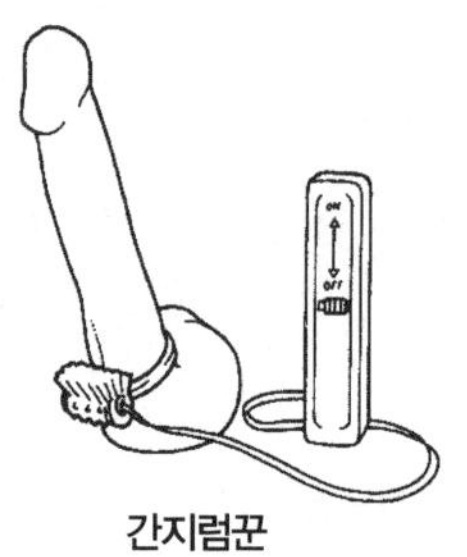

시작 부분에 고정시키도록 되어 있다. 스위치를 켜면 작은 은공이 진동하며 페니스를 자극한다. 주머니는 이중 섬유 조직으로 되어 있다. 여자도 사용할 수 있다.

간지럼꾼

진주 목걸이

직경이 8~10밀리미터인 진주 목걸이를 75~90센티미터 길이로 준비한다. 진짜 진주보다는 가짜 진주가 좋은데, 가짜 진주는 표면이 매끈하고 모양도 더 둥글어서 멋진 감각을 줄 수 있다. 그의 페니스에 윤활제를 가볍게 바른 다음 진주 목걸이를 감는다. 목걸이 잠금 장식은 한 손가락으로 단단히 잡아 페니스가 긁히지 않도록 주의한다. 저녁식사 때 목에 걸고 있었다면 진주 목걸이는 따뜻한 체온을 지니고 있을 것이다. 진주 목걸이로 페니스를 휘감고 천천히 상하운동을 시작한다. 귀두 위에서는 비틀기 동작을 한다. 그다음에는 진주 목걸이를 풀고 느린 동작으로 진주 목걸이를 움직여 고환을 아래에서부터 위로 감싸서 살짝 위로 들어올린다. 이 동작이 끝나면 진주 목걸이로 페니스의 밑부분을 감싸고 당신이 그의 위로 올라가 그의 페니스를 질 안에 삽입한다.

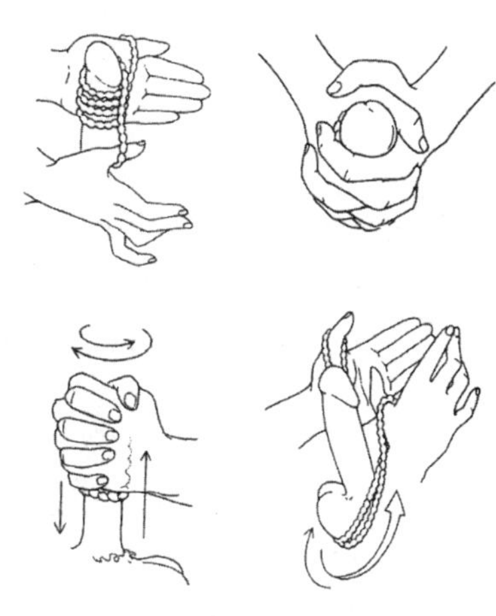

진주 목걸이

당신과 당신의 파트너는 앞으로 진주 목걸이를 무척 좋아하게 될 것이다!

페니스 링

페니스 링의 기능은 유체역학의 원칙에 기반을 두고 있다. 자극을 받으면 페니스 내부로 피가 흘러들어 오면서 발기가 일어난다. 중력과 자극의 약화는 페니스 내부로 흘러들었던 피를 다시 빠져나가게 한다. 페니스 링은 발기된 페니스의 양쪽 혈관을 압박하여 피가 다시 빠져나가는 것을 막아주기 때문에 발기가 단단하게 또 오랫동안 유지될 수 있다. 페니스 링이 사정을 미뤄 준다는 남자들의 보고도 있다.

페니스 링은 다음과 같이 사용할 수 있다.

1. 손을 이용한 자극이나 섹스 시 착용할 수 있다.
2. 페니스 링을 착용한 채 섹스를 시작하고 절정에 오르기 전에 제거하거나 섹스 중에 착용하여 끝까지 그대로 둘 수도 있다.
3. 페니스 링을 착용하면 고환과 페니스의 색이 진해진다. 이는 다량의 피가 고환과 페니스에 고여 있기 때문에 일어나는 현상으로 정상이다. 하지만 페니스 링은 20~30분 이상 계속해서 착용하지 말고 몇 분간 뺐다가 다시 착용하는 것이 좋다.

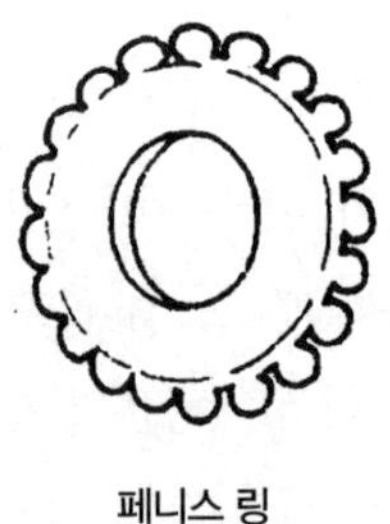

페니스 링

사용법

페니스 링을 효과적으로 이용하기 위해서는 약간의 윤활제를 페니스와 링에 바른다. 이때 수용성 윤활제를 사용하는 것이 좋은데, 지용성 윤활제는 링을 손상시킬 수 있기 때문이다. 완전히 발기된 상태에서 페니스 링을 밀어넣는 것이 가장 좋지만 꼭 그럴 필요는 없다. 사용 후에는 항세균성 비누와 물로 깨끗하게 씻어서 보관한다.

페니스 링의 소재는 탄력성이 뛰어나서 17센티미터까지 늘어난다. 링은 페니스의 안쪽 끝, 음낭의 아랫부분에 착용한다. 페니스와 고환을 함께 감싸기에는 링이 너무 작을 것 같아서 페니스에만 착용하는 남자들도 있지만 그렇게 하면 페니스에 가해지는 압력이 너무 강하다. 고환까지 감싸면 더 비좁을 것 같지만 그렇지 않다. 한번 실험해 보면 곧 느낄 수 있을 것이다.

처음에는 핸드 테크닉으로 유희할 때에만 페니스 링을 사용할 수도 있다. 그러다가 익숙해지면 섹스 시에도 페니스 링을 착용하게 될 것이다.

페니스 링을 사용할 때 가장 중요한 것은 정확한 위치에 착용하는 것이다. 페니스와 고환을 조심스럽게 페니스 링 안으로 밀어넣는다. 잘못 사용하면 섹스 운동에서 통증을 느낄 수 있다. 페니스 링의 소재는 일반적으로 직물이나 금속, 플라스틱, 가죽 등이다.

골반 근육은 비교적 작은 근육으로, 훈련을 처음 시작할 때는 통증을 느낄 수 있다. 《사랑의 근육(The Love Muscle)》의 저자 브리스 브리튼(Bryce Britton)에 따르면 하루 세 번 각각 5분간 규칙적인 일과와 연결시켜서 연습할 것을 권한다. 예를 들어 운전 중 브레이크를 밟고 있을 때, 신호를 기다리며 서 있을 때, 식사 후 양치질을 할 때 말이다. 또 연습 동작을 변형시켜 볼 수도 있다. 사실 운동하러 가서 팔굽혀펴기만 하고 오는 사람은 없지 않은가!

대리석 달걀

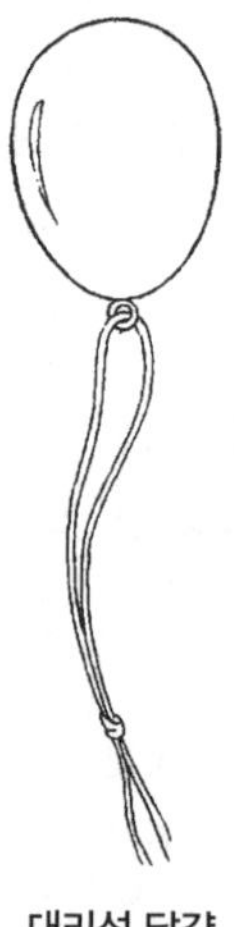

대리석 달걀

여러 크기의 대리석 달걀을 질 속에 넣어 질과 골반 근육을 훈련시킬 수 있다. 달걀을 사용 전에 따뜻한 물에 담가 데우면 삽입 시 차가운 느낌을 받지 않을 수 있다(물론 사용 전후에는 늘 뜨거운 비눗물로 깨끗하게 씻어야 한다). 달걀을 질 안에 삽입한 다음, 질의 움직임을 통해 위로 올라가게 한다. 달걀에는 보통 끈이 부착되어 있어서(탐폰과 비슷하다) 쉽게 제거할 수 있다.

<table>
<tr><td>역사적인 사실과
재미있는 사실</td><td>중국인들은 12, 13세기에 두 명의 여자가 함께 사용할 수 있는 딜도를 만들었다. 그 딜도는 상아나 나무로 만든 페니스 가운데에 두 개의 비단 끈이 매달려 있는 형태로, 첫 번째 여자가 움직이면 두 번째 여자까지 함께 즐길 수 있다. 또 발뒤꿈치를 움직여서 조절할 수 있는 딜도도 있었다. 그렇게 되면 두 손이 자유로워서 다른 즐거움을 불러일으키거나 가사를 돌볼 수 있다.</td></tr>
</table>

수술적 방법

　　　　　오르가슴을 마음대로 조절하거나
강화하기 위한 목적으로 시술되는 수술이 많다. 이런 수술
은 세상의 주목을 끌기에는 적당할지 몰라도 위험할 뿐만
아니라 심각한 부작용을 불러일으킬 수 있다.

성생활과 관련하여 남자들에게 가장 흔히 시술되는 수
술은 페니스 확대 수술인데, 그 종류는 두 가지가 있다. 첫
번째 방법은 페니스의 뿌리와 골반의 연결 부위를 절단하
는 것으로, 이 수술을 받게 되면 페니스가 발기되지 않은
상태에서 길어지는 효과를 볼 수 있다. 하지만 발기 상태
를 받쳐주는 구조가 분리되기 때문에 발기 상태가 안정성
을 잃게 되는 단점이 있다.

두 번째 방법은 신체의 다른 부위에서 빼낸 지방조직을

주입하여 페니스의 부피를 확대하는 것이다. 하지만 지방 조직의 흡수가 균등하게 일어나지 않기 때문에 페니스의 모양이 울퉁불퉁하게 된다.

리처드 밀스턴 박사는 정말 심각한 문제가 아니라면 수술은 삼가라는 의견인데 나도 이에 전적으로 동감이다. 수술적 방법은 앞서 설명한 대로 부작용이 있을 뿐만 아니라 그 통증을 참고 견딜 가치가 없다.

이제 다른 수술이 성 기능에 미치는 영향에 관해 알아보자. 예를 들어 자궁 제거 수술을 받아야만 하는 여자라면, 오르가슴 반응에 문제가 생기지 않도록 질 안으로 이어지는 자궁의 입구는 남겨 달라고 의사에게 부탁해야 할 것이다. 그렇지 않고 자궁 전체를 제거한 경우에는 감각을 기록하고 전달하는 신경이 더 이상 존재하지 않기 때문에 오르가슴 반응이 축소될 수 있다. 오늘날에는 전립선암을 치료하기 위해 전립선 수술을 할 때에도 중요한 신경은 제거하지 않고 남겨 두는 것이 일반적이다. 전립선의 옆을 지나가는 신경 다발은 남성의 정력에 큰 영향을 미치는데, 요즈음에는 이 신경을 무조건 제거하거나 분리하지 않기 때문에 전립선 수술을 받은 뒤에도 정력을 유지할 수 있다. 하지만 수술로 인한 신경 장애가 회복되기 위해서는 어느 정도 시간이 필요할 수 있다.

성 기능 강화를 위한 체조

성적 쾌감을 증가시킬 수 있는 체조가 있다. 이들 체조 가운데 가장 널리 알려진 것은 아마 남녀의 골반 근육을 강화시키는 케겔 운동일 것이다. 골반 근육은 성 근육이다! 여자의 경우 골반 근육은 골반 바닥 전체와 자궁, 엉덩이 그리고 요도 전체를 받쳐주는 근육이다. 이 근육은 또 클리토리스와 직접 연결되어 있는데, 클리토리스는 매우 긴 '다리'를 가지고 있어서 쾌감의 파동이 전화선처럼 연결된다. 골반 근육의 훈련은 노년의 요실금을 막아줄 뿐만 아니라 오르가슴이 보다 깊고 오래 유지되도록 해준다.

케겔 운동

케겔 운동은 질 입구 전체를 강화시켜 남녀 모두의 쾌감을 높여줄 수 있다. 여자의 골반 바닥에는 두 개의 근육이 있는데, 그 하나는 클리토리스 근처의 외부 근육과 요도의 괄약근이고 다른 하나는 엉덩이 부근에 위치한 후면 내부의 근육이다. 케겔 운동은 다음과 같이 한다.

1. 등을 대고 누워서 무릎을 굽히고 발바닥을 편다.
2. 한 손으로는 바닥을 짚고 다른 손은 배 위에 놓는다.
3. 성기와 엉덩이 사이를 긴장시키면서 내부를 들어올려 근육이 몸의 중심을 향해 위로 올라오게 한다.
4. 근육을 긴장시킬 때는 숨을 들이마시고 긴장을 풀 때는 숨을 내쉰다.
5. 여자의 경우에는 손가락을 질 안으로 5센티미터가량 집어넣고 소변을 중간에 멈추듯이 근육을 긴장시키면 골반 근육의 강도를 점검할 수 있다.

남자의 경우에도 골반 근육의 기능은 비슷하여 골반 근육의 강화를 통해 정력을 높일 수 있다. 발기된 상태에서 근육을 반복적으로 긴장시켜 보라. 그러면 페니스가 조금씩 위로 뛰어오를 것이다. 케겔 운동의 강도를 높이려면 젖은 수건을 페니스 위에 올려놓고 연습한다.

전반적인 성적 경험, 특히 오르가슴을 개선하기 위한 또 하나의 방법으로는 동양의 탄트라가 있다. 탄트라는 섹스를 통해 의식의 확장, 신체의 조절력을 증진시켜 깨달음에 도달하게 하는 방법이다. 요즘은 누구나 쉽게 실천에 옮길 수 있는 탄트라 기술이 개발되어 성 경험을 영적 차원으로 고양시키도록 도와주고 있다.

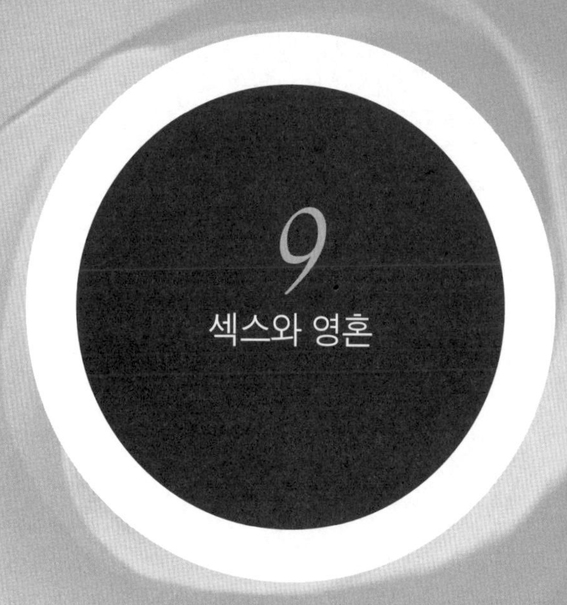

9
섹스와 영혼

섹스 에너지를
영혼의 사랑으로 변화시키는 방법

섹스는 즐거울 수 있다. 섹스는 정열적일 수 있다. 섹스는 육체적으로 유쾌할 수 있다. 하지만 또 섹스는 영혼의 만남일 수 있다. 자동차 운전을 하거나 골프를 치거나 연애를 하거나 삶에서 일어나는 모든 사건을 경험하는 방식은 세 가지로 나누어 볼 수 있다. 신체적 방식과 정서적 방식 그리고 영혼의 방식이 그것이다. 이 세 가지 방식은 때로 서로 뒤섞여 훨씬 더 의미 있는 이벤트를 연출하기도 한다.

많은 사람들이 영혼의 차원을 종교의 영역으로 이해하고 있지만, 대부분의 종교는 성에 관해 개방되고 열정적인 시각을 보여주지 않는다. 하지만 파트너와 영적 결합을—항상은 아니더라도 최소한 이따금씩—느끼고 싶어 하는 사람들이 있다. 섹스를 나눈 뒤 아니면 오르가슴 도중에 연인이 너무도 가까운 존재로 느껴지면서 주위 세상이 모조리 사라진 것 같은 느낌, 그런 느낌을 단 한 번이라도 받아본 적이 있는가? 당신과 당신의 연인이 완벽한 조화를 이루고 한마음 한 몸이 되어 나머지 세상사가 다 잊혀지는 그런 느낌을?

섹스를 통해 다른 영역으로 이동했던 경험을 적어도 한 번은 가졌다고 말하는 사람들이 많다. 그런 경험은 단 한 사람과 그것도 잠시 나눌 수 있을 뿐이지만 너무도 색다른 상태, 너무도 특이한 결합력 때문에 쉽게 잊혀지지 않는다. 영적 섹스의 대가들은 이런 상태를 무아의 경지에 비유하며 최상의 섹스 방식으로 이해한다.

그런데 이런 일이 대체 어떻게 그리고 왜 일어나는 것일까? 경험자들에게도 그 일은 아무런 이유 없이, 저절로 일어난 듯, 우리의 통제력 밖에 있는 듯이 보인다. 하지만 혹시 우리의 의지와 어떤 관계가 있는 것은 아닐까?

> **루의 도서관에서 찾은 비밀정보**
>
> 마곳 아난드(Margot Anand)는 영적 연인의 다섯 가지 미덕을 인내심, 신뢰, 현존, 감정이입 능력, 명확함으로 꼽는다.

성 학자인 잭 모린(Jack Morin)은 그의 책 《에로틱 마인드(Erotic Mind)》에서 에로스 경험의 절정이 왜 영적이며 초월적인지 그 이유를 간략히 요약했다.

"그 경험은 우리를 온전히 휘어잡고 우리를 다른 사람 혹은 우리 자신의 숨겨진 차원 혹은 그 둘과 연결시킴으로써 자의식을 확장시킨다. 그리고 지각력과 의식을 팽창시킨다."

미국에서는 1960년대 이후로 영적 섹스에 대한 관심이 싹트기 시작했으며, 영성에 대한 관심이 확산되면서 뉴에이지(New Age) 운동으로 발전했다. 영적 지식에 관한 욕구가 사회적·종교적으로 억압된 섹스관에 대한 거부감과 맞물리면서 동양의 철학과 종교에 대해 배우려는 사람들도 늘어났다. 1960년대 '자유연애'를 외쳤던 사람들은 섹스를 재정의하며 섹스와 연결된 죄책감과 죄의식을 제거하려 했다. 그들은 섹스를 살아 있음을 즐기는 생명의 이벤트로 보았다.

최근 미국의 새로운 섹스관은 수 세기 동안 신봉되어 온 고대 동양의 학문에 빚진 바가 크며, 또 그에 기반하고 있다. 특히 중국의 도교와 불교의 탄트라 철학은 섹스를 영적 차원과 매우 밀접한 영역으로 이해하고 있다. 학자들은 이들 고대 동양의 영적 계몽은 기원전 5000년경에 시작되었다고 한다. 그들은 섹스를 통해서 영적 차원으로 입문할 수 있을 뿐만 아니라, 그것이야말로 사람이 추구해야 할 목표라고 가르쳤다. 또 실제로 '성스러운 영역'에 입문할 수 있는 기본적인 방법으로 65종류가 넘는 체위를 설명했다.

남자와 여자는 서로 다른 본성을 가지고 있으며 성행위는 육체적인 변화뿐만 아니라 심리적·정서적 계몽까지 가능케 하는 힘을 가지고 있다. 이를 위해 필요한 단 하나의 요구 조건은 두 사람이 마음을 합쳐 명상하고 탐구하는 자세를 취하는 것이다.

탄트라—신비로운 합일로 나아가는 길

최근 요가부터 선, 불교까지 고대 동양의 지혜가 서양 문화로 유입되면서 성을 대하는 동양의 태도가 서양인의 호기심을 자아내고 있다. 동양인들이 성을 대하는 태도는 서양인에 비해 보다 영적인 특징을 갖는다.

요가 수행의 한 형식으로 개발된 탄트라는 성에 관한 동양의 이상을 무엇보다도 잘 보여주고 있다. 탄트라의 핵심은 성적 만족을 추구하는 것이 아니라, 성 에너지를 투입하여 영적 경험을 창출하는 것이다. 탄트라 섹스는 전통적인 의식과 특별한 체위로 두 사람의 신비로운 결합을 도와준다. 탄트라 수행자들은 긴장을 풀면 높은 단계의 성적 흥분에 도달할 수 있다고 믿는다. 그 단계에 도달하면 성 에너지가 계속 재순환되면서 시간이 연장되므로 성기에 국한되지 않은 오르가슴이 오랫동안 지속될 수 있다.

먼 나라에서 유입된 낯선 물건과 문화가 대부분 그렇듯이, 탄트라도 서양에 소개되는 과정에서 중요한 정보들을 상실했다. 그 결과 탄트라가 두 사람이 섹스를 나누는 '벌거벗은 요가'라거나 단순한 섹스 마사지의 한 형식이라는 오해들이 생겨났다.

루의 도서관에서 찾은 비밀정보

중국에서는 성 에너지를, 가장 강렬하고 분명하게 드러난 바이오 전기 에너지의 한 형태로 이해한다. 만탁 치아의 설명에 따르면, 도교주의자들은 우리가 '뜨겁게 달아올랐다'거나 '단단해졌다'고 표현하는 것을 '성 에너지의 발생'이라고 표현한다.

탄트라의 본질은 영성 훈련이며 깨달음에 이르는 길이다. 탄트라의 운동과 체위는 육체의 균형이라는 요가 원칙에 기초하고 있으며, 호흡 운동은 몸과 마음 그리고 영혼을 깨끗하게 씻어내기 위한 것이다. 탄트라가 섹스를 통해 추구하는 최종 목표는 의식의 고양 그리고 우주 혹은 신과

의 결합이다. 파트너와 함께 하는 탄트라는 두 사람을 깊이 결합시켜 하나가 되게 하며 생명의 본질로 인도하는 영적 수행이다.

탄트라 수행자들은 모든 감각을 정렬하여 각자가 우주 그리고 파트너와 하나가 되도록 한다. 이 과정에서 남녀의 체액 교환은 중요한 역할을 한다. 여자는 가슴과 입 그리고 질에서 세 가지 종류의 체액을 생산한다. 이들 체액은 남자에게 영적 영양이 되고 여자에게 선사한 정액의 상실을 보충해 준다. 탄트라 수행에서 남자는 사크티(순수한 힘)와 창조적인 합일을 이루면서 드러나는 시바(성스러운 의지)가 되며, 여자는 우주를 통제하는 본질적인 힘 사크티가 된다.

오르가슴은 일반적으로 육체적인 용어로 설명되며, 성기의 자극에 의해 야기되는 골반 근육 수축 현상이 동반하는 강렬한 쾌감, 폭발적인 경험 등으로 정의된다. 하지만 앞서 지적한 바와 같이 성기의 자극이 전혀 없는 오르가슴도 있다. 성기가 오르가슴의 유일한 샘이 아니듯이 우리의 몸도 오르가슴을 경험하는 유일한 매체가 아니다. 성의 영적 차원에 접근하려면, 열린 마음 그리고 당신을 인도하는 힘에 대한 신뢰가 필요하다. 그리고 그런 태도는 생각보다 취하기 쉽다.

성을 영적 활동으로 이해하면, 오르가슴은 사랑하는 두 연인이 함께 나누는 에너지의 교환이 된다. 그리고 이 에너지의 교환은 당신과 당신의 경험을 변형시켜 줄 또 다른 형태의 에너지를 창조하여 당신과 당신의 연인은 하나됨을 느끼게 된다. 육체적 차원에서 볼 때 탄트라 섹스의 대부분은 남자로 하여금 사정을 조절하게 하여 연인과 스스로의 쾌감을 연장하고 강화시킨다. 섹스를 '급하게 서두르면' 성 에너지를 교환할 수 없고 조화도 이룰 수 없으며 오히려 서로의 에너지를 빼앗아 갈 뿐이다.

명상과 호흡 기술은 남자의 흥분 단계를 조절하고 연장해 주어 페니스가 거의 한 시간가량 발기 상태를 유지할 수 있다. 배울 가치가 충분한 기술이다.

탄트라는 이처럼 독특한 전제에서 출발하지만 섹스를 나누는 동안 두 사람은 다양한 체위를 취할 수 있으며, 이를 통해 에너지의 흐름을 조절할 수 있다. 이들 체위에 관해서는 나중에 상세히 설명하겠다. 중요한 것은 두 사람이 계속 눈길을 나누며 호흡을 맞춰 결속감을 고양시키는 것이다. 쉽게 상상할 수 있듯이 이는 두 사람이 긴장을 풀고 조용한 상태를 유지해야 하는 매우 미묘한 과정이다.

탄트라에는 탄복할 점이 많을 뿐만 아니라, 한마디로 매우 실용적이다. 이제부터 간단하게 소개할 내용은 내가 가장 훌륭하다고 판단한 부분들이다. 나는 본질적인 면에 국한하여 설명할 것이며 탄트라의 영적 본질을 손상시키지 않는 범위 내에서 너무 철학적인 언어는 의식적으로 피했다. 누구나 직접 실험해 볼 수 있는 실용적인 충고를 제공하는 것이 나의 목적이기 때문이다.

역사적인 사실과 재미있는 사실	오래된 인도의 사원 벽에는 특이하고도 복잡한 섹스 장면들이 그려져 있다. 이 체위들은 어린 시절부터 사랑의 기술을 교육받은 탄트라의 성스러운 여자들이 창안하여 시범을 보인 것들이다. 따라서 그런 훈련을 받지 못한 서양의 탄트라 수행자들에게는 이들 체위가 어렵고 불편할 수밖에 없다.

고전적인 탄트라는 요가 수행이지만, 탄트라 동작들을 배우고 익히기 위해 요가부터 배워야 하는 것은 아니다. 새로운 아이디어에 개방적인 사람이라면 탄트라 섹스 동작을 통해 자신과 자신의 육체에 관해 그리고 자신과 파트너의 쾌감을 고양시킬 수 있는 방법에 관해 분명 배우는 바가 있을 것이다.

영적 섹스를 위한 실용적인 충고

영적 섹스의 근본적인 구상과 실천 방식은 종교나 신념에 상관없이 누구에게나 도움이 된다. 이때 당신에게 필요한 것은 '올바른 자세', 다시 말해서 영적 섹스의 가능성을 용납하는 개방성과 그를 받아들일 마음의 준비이다. 영적 섹스의 기술과 체위를 소개하기에 앞서, 의식을 확장시키고 그에 부합하는 감각에 도달할 수 있도록 당신을 도와줄 근본 원칙들을 설명하도록 하겠다.

1. 당신과 당신의 연인은 동일한 목표를 추구해야 한다. 중요한 것은 정신과 육체의 합일이기 때문에 두 사람은 육체적 결합에 관해서도 동일한 목표를 추구해야

한다. 그렇지 못할 경우 두 사람 사이에 이루어지는 에너지 흐름이 방해를 받게 된다.

2. 당신도 상처받을 수 있다는 사실을 인정해라. 탄트라 섹스는 수동적이며 받아들이는 자세를 추구하기 때문에 여자와 남자가 모두 정서적으로 상처받을 수 있다는 느낌을 강하게 받게 된다. 이는 특히 그녀를 격려해야 할 남자의 과제이기도 하다.

3. 아무런 방해도 받지 않도록 충분한 시간을 할애해라. 편안하고 개방적인 분위기는 영적 섹스에 특히 중요하다.

4. 새로운 모험이 늘 그렇듯이 배우고 익힐 때까지는 시간이 걸린다. 정서적으로 편안하고 안전한 느낌을 받고 있는 사람은 하룻밤 사이에도 탄트라를 배울 수 있다. 하지만 그렇지 못한 사람은 파트너의 후원과 시간을 필요로 한다.

5. 영적 섹스의 목표를 생각하라. 중요한 것은 성적 능력을 입증하는 것이 아니라 파트너와 정신적인 결합을 이루는 것이다. 가능한 한 빨리 절정에 오르기 위해 혹은 가능한 한 강한 쾌락을 누리기 위해 탄트라를 택했다면 정말 중요한 것을 놓치고 있는 것이다.

탄트라는 어렵게 들리지만 막상 실천에 옮기기는 쉽다. 탄트라의 언어가 당신 귀에 낯설게 들리고 또 이해할 수 없다고 하더라도, 탄트라의 자세와 기술은 정말 단순하고 간단하다. 탄트라를 통해 얻을 수 있는 장점도 매우 현실적이며 구체적이다.

탄트라를 통해 여자는 보다 빨리 그리고 보다 완벽하게 흥분할 수 있는 방법과 섹스를 통해 전신 오르가슴을 경험하는 방법을 배울 수 있다.

탄트라를 통해 남자는 고도로 흥분한 상태에서 사정 조절 능력을 강화시키는 방법과 사정하지 않고 전신 오르가슴을 체험할 수 있는 방법 그리고 다음 도표에서 볼 수 있는 바와 같이 오르가슴 잠재력 전체를 체험할 수 있는 방법을 배울 수 있다.

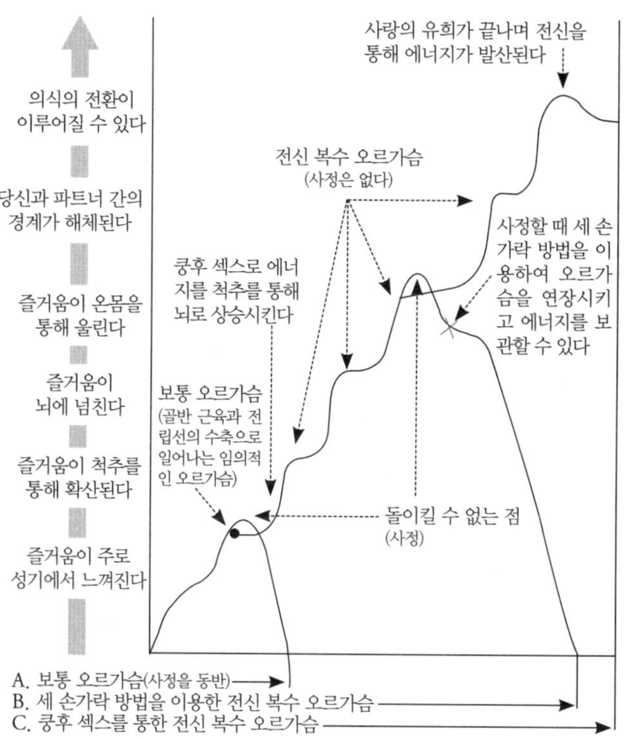

남성의 오르가슴 잠재력

남자들이 보통 경험하는 오르가슴은 위의 도표에서 A로 표시된 곡선으로, 골반 근육과 전립선이 수축하며 바로 사정로 이어진다. 하지만 이때 탄트라 섹스 테크닉인 '쿵후 섹스'를 활용하면 성 에너지를 한층 높이 끌어올려 여러 차례의 전신 오르가슴을 체험하게 해준다. 여러 차례의 전신 오르가슴을 체험한 뒤 사정을 원한다면 '세 손가락 방법'을 쓴다. 그러면 오르가슴이 연장되고 에너지가 보존되는 사정(B)을 경험할 수 있다. 이때에도 쿵후 섹스 테크닉으로 사정을 피하면서 사랑의 유희를 끝내면 온몸에서 에너지가 퍼져 나간다(C). 쿵후 섹스 테크닉과 세 손가락 방법에 관해서는 뒤에서 여러 가지 탄트라 테크닉을 소개하며 설명하겠다.

탄트라 섹스의 기본 자세

고대로부터 내려오는 전통적인 탄트라 자세는 매우 복잡해서 보통 사람이 간단하게 배우고 익히기는 거의 불가능하다. 그래서 찰스 무어(Charles Muir)와 카롤린 무어(Carloline Muir)는 다년간 탄트라를 연구하며, 현대인도 쉽게 익힐 수 있는 다섯 가지 기본 체위를 개발했다. 이 다섯 가지 기본 체위는 수백 가지로 변형이 가능하다.

1. 야프 움(탄트라 특유의 자세)
2. 남자가 위에 있는 수평 자세
3. 여자가 위에 있는 수평 자세(급강하 샤키)
4. 얼굴을 마주 보고 나란히 누운 자세(가위)

5. 남자가 여자 뒤에 있는 자세(호랑이 펀치)

영적인 사랑의 유희는 어떤 자세를 선택하든 상관없이 언제나 동일한 목표를 추구한다.

중요한 것은 정신과 몸 그리고 영혼의 합일, 즉 보다 깊은 결합이지 성적 만족이 아니다.

1. 야프 윰

야프 윰에서는 척추가 중력 방향으로 놓이게 되어 에너지가 보다 높은 샤크라스(에너지의 중심)로 끌어올려지며, 간뇌의 윗면에 있는 송과체와 뇌하수체가 자극을 받게 되는데 이는 깨달음을 위해 매우 중요한 역할을 한다.

남자와 여자가 똑바로 앉아서 서로 얼굴을 마주 본다. 여자는 다리를 벌리고 남자 위에 앉고, 남자는 양반다리를 하고 앉아 체중을 허벅지에 싣는다. 여자는 다리를 벌려 남자를 감싸 안는데, 이때 두 발의 발바닥을 마주 댄다. 여자의 위치를 약간 높이면 남자의 샤크라스가 일직선에 놓이게 된다. 남자의 허벅지에 가해지는 압력을 줄이려면 여자의 엉덩이 밑에 베개를 놓을 수도 있다.

야프 윰 자세는 탄트라 합일의 최고 형식이다. 이 자세에서는 샤크라스가 정확하게 정렬되어 에너지가 쉽게 위아래로 그리고 두 사람을 통과하며 흐를 수 있다.

야프 윰 자세는 우선 그림 B와 같이 편안한 자세로 시작할 수 있다. 이 자세에서 우선 어떻게 하는 것이 자신에게

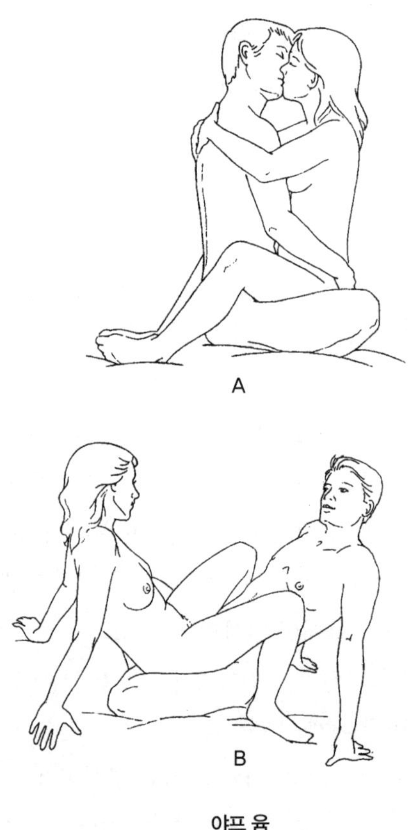

A

B

야프 윰

편안한지 알아낸 다음 천천히 엉덩이를 움직이며 감각을 고양시켜 보다 강한 결합자세(그림 A)로 이동한다.

2. 남자가 위에 있는 수평 자세

동양에서는 남자가 위로 가는 수평 체위를 여자의 '타고 난 본성', 다시 말해서 물과 냉기 그리고 느린 리듬을 존중해 주는 자세라고 한다. 이 체위에서 여자는 우선 수동적으로 머물며, 자신을 펼치고 받아들이고 개방하면서 천천히 물에서 불로 변화해 갈 수 있다. 이때 혀끝을 입천장에 붙이면 에너지의 흐름이 패쇄된다. 다음 그림 A는 밀고 당김을 강조해서 보여주고 있다.

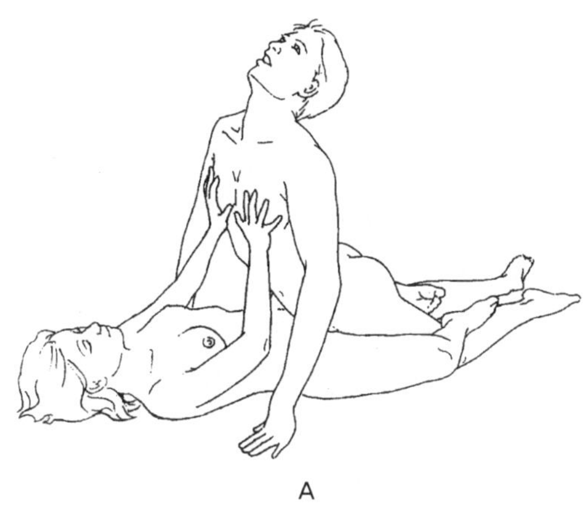

A

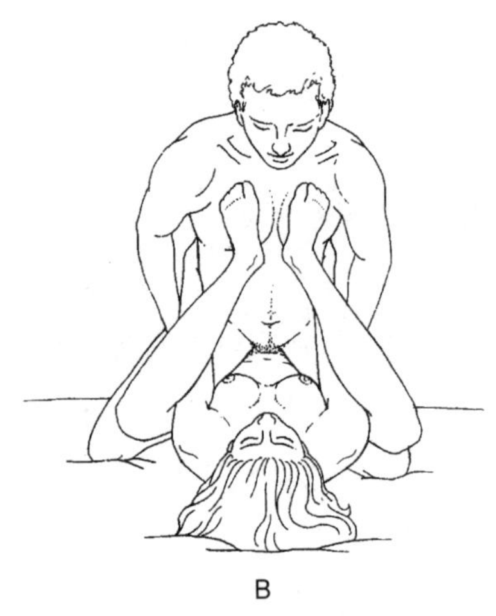

B

남자가 위에 있는 수평 자세

3. 여자가 위에 있는 수평 자세

여자가 위에 있으면 여자가 힘을 가지게 되므로 남자는 한 발 뒤로 물러나 긴장을 풀 수 있다. 남자는 에너지를 정리하여 자신의 몸을 통해 여자에게로 보낸다. 그림 A에 그려진 여자의 자세는 남자에게 골반 운동의 힘을 전수하기에 이상적인 자세이다. 앞으로 설명하겠지만 이는 환희의 파도를 위해 꼭 필요하다. 그림 B는 에너지가 두 연인을 관통하며 흐르고 있음을 보여준다.

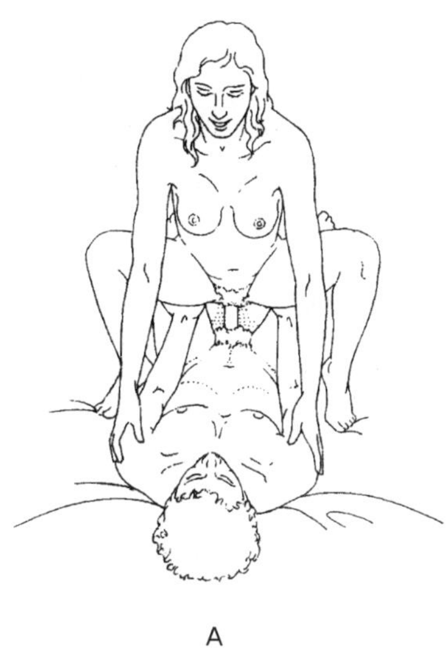

A

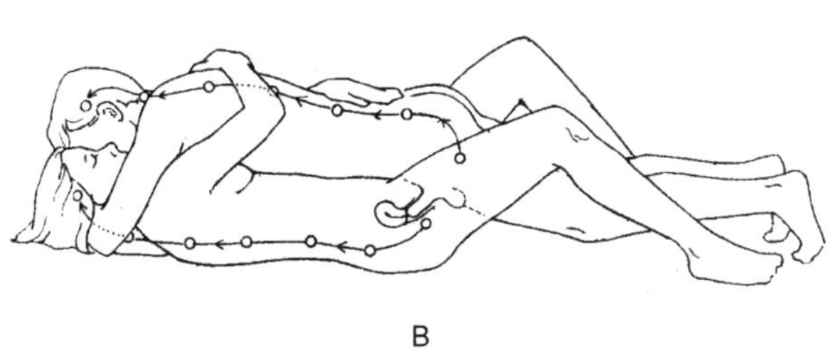

B

여자가 위에 있는 수평 자세

4. 얼굴을 마주 보고 나란히 누운 자세

두 사람이 얼굴을 마주 보고 나란히 누운 자세에서 서로
의 발을 손으로 잡으며 삽입과 연결을 유지한다. 이때 에
너지 회로는 완결되며 닫힌다.

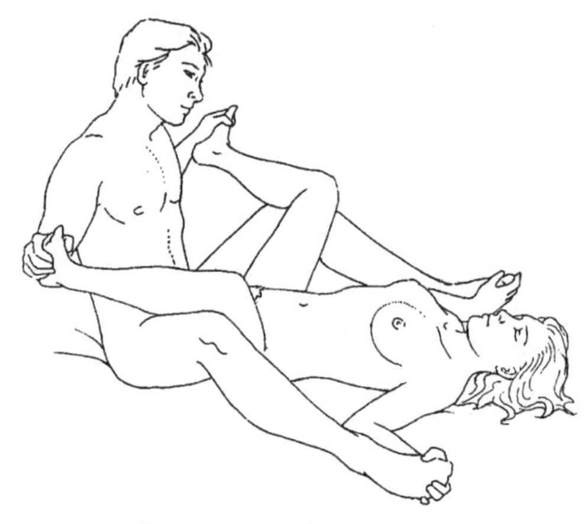

얼굴을 마주 보고 나란히 누운 자세

5. 남자가 여자 뒤에 있는 자세

남자가 여자의 뒤에 있으면 여자는 골반 근육으로 질을
좁힐 수 있어 두 사람은 강한 감각을 느낄 수 있다. 페니
스가 길고 질이 짧을 경우에는 여자가 두 허벅지를 붙이는
것도 좋다.

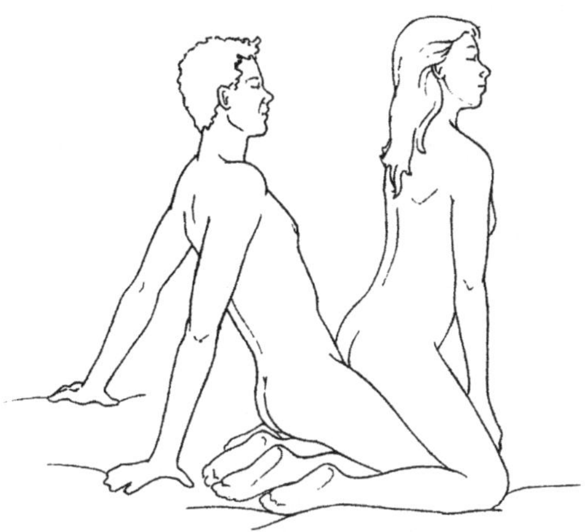

남자가 여자 뒤에 있는 자세

여러 가지 탄트라 테크닉

케네스 레이 스투브스(Kenneth Ray Stubbs) 박사가 《탄트라의 핵심(The Essential Tantra)》이란 책에 적은 것처럼, 탄트라는 본질적으로 세 부분으로 구분된다.

▶ 시간 : 현재에 머물며 미래에 대한 기대를 펼친다.
▶ 접촉 : 계속해서 파트너와 접촉을 유지한다.
▶ 흐름 : 한 동작에서 다른 동작으로, 고요함과 집중의 한 순간에서 다음 순간으로 자연스럽게 흘러가도록 한다.

탄트라 테크닉을 실천에 옮기기 시작할 때, 이 세 가지를 잊지 않고 마음에 새긴다면 파트너와 함께 영적 상태 혹은 황홀경의 상태에 도달할 가능성은 더욱 커진다.

체위를 선택하기 전에 스티븐 창(Stephen Chang)이《도교 섹스(The Tao of Sexology)》에 썼던 다음 충고들을 고려한다.

1. 파트너와 조화를 이루고 함께 긴장을 풀기 위해서는 신체의 같은 부분끼리 만나야 한다. 입술과 입술, 손과 손, 성기와 성기를 만나게 한다.
2. 서로를 자극하고 격려하기 위해서는 비슷하지 않은 부분끼리 만나야 한다. 입술과 귀, 입과 성기, 성기와 엉덩이를 만나게 한다.
3. 대부분의 동작을 수행하는 사람(대개는 위에 있는 사람)이 파트너에게 가장 많은 에너지를 준다. 아래 있는 사람도 위에 있는 사람의 동작을 보완하기 위해 움직일 수 있는데, 그런 경우에는 성 에너지가 보다 빨리 증폭되고 교환된다.

전체적으로 볼 때 탄트라 섹스에서 중요한 것은 자세의 변화로, 긴장을 풀고 개방된 상태에서 매우 깊고 신비한 차원의 느낌을 받아들이는 것이다.

찰스와 카롤린에 따르면, 탄트라의 기술 중 하나인 '정력의 키스'는 여자의 윗입술과 클리토리스를 강력하게 연결한다. 남자가 여자의 윗입술을 부드럽게 빠는데, 이때 남자는 혀와 입술을 사용하여 여자의 윗입술 안쪽에서부터 윗니 바로 위의 양 턱까지 이르는 부분을 빤다. 남자가 여자의 윗입술을 빠는 동안 여자는 남자의 아랫입술에 같은 동작을 행하여, 자신의 윗입술에서 클리토리스로 이어지는 신비한 길을 상상한다. 성 에너지 통로인 이 신비한 길이 열리면 여자는 키스만으로도 깊은 클리토리스 자극을 느낄 수 있으며 오르가슴까지도 체험할 수 있다.

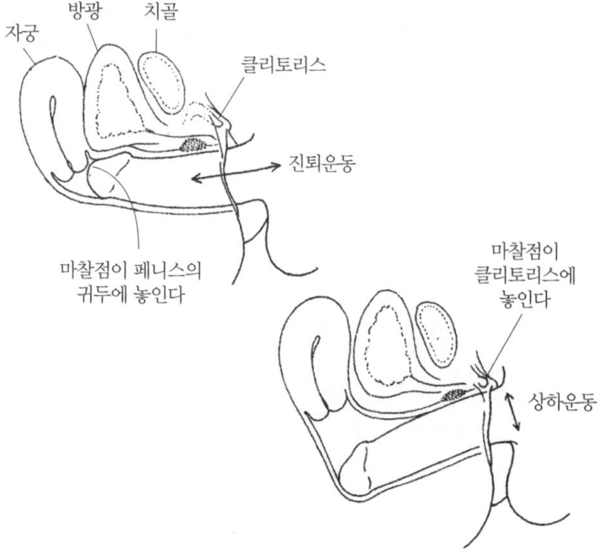

탄트라 섹스에서는 무엇을 하건 그것은 중요하지 않다. 변화의 핵심은 당신이 무엇을 하건 의식적으로 강조점을 두며 한다는 것이다. 예를 들어 페니스가 질 속으로 깊이 삽입되는 진퇴운동은 비교적 활력이 넘치는 방식이지만 이 역시 속도를 낮추며 천천히 부드럽게 할 수 있다. 상하 운동의 경우 클리토리스 영역에 가해지는 자극을 유지하기 위해서는 남자가 여자와 몸을 붙이고 있어야 하기 때문에 느긋하고 편안한 분위기에 적합하다. 이제부터 소개될 기술들을 실천에 옮길 때 이 점을 잊지 말아야 한다.

카바즈자흐

카바즈자흐(Kabazzah)는 프랑스에서는 '폼포아(pompoir)', 동양에서는 '허공의 나비', 서구권에서는 '케겔 운동'이라는 이름으로 알려져 있으며 비속한 표현을 좋아하는 사람들은 '입맛을 다시는 조개'라고 부르는 동작이다. 카바즈자흐에서 남자는 수동적이 되며 여자는 배와 질의 근육을 수축시켜 페니스를 '쥐어 짠다.' 이 테크닉은 근본적으로 볼 때 골반 근육을 훈련시키는 케겔 운동과 다를 바가 없으며, 여자가 질 속에 들어 있는 남자의 페니스를 자극할 수 있는 기술이다.

여자가 골반 근육을 움직이는 동안 두 사람은 긴장을 풀고 하나가 된 느낌을 즐기도록 노력한다. 이때 그것이 느리게 찾아오는 미묘한 느낌이라는 것을 잊지 말아야 할 것이다. 하지만 내적 움직임에 마음을 집중하면 점점 자극이 생겨나며 쾌감이 커지는 걸 느낄 수 있다.

쿵후 섹스

쿵후 섹스는 중국 의학에서 유래한 기술로 오르가슴 잠재력을 강화시키기 위해 사용한다. 쿵후 섹스는 배우고 익히는 데 시간이 필요하므로 처음에 이상하고 불편한 느낌을 받더라도 염려할 필요가 없다. 아무튼 쿵후 섹스는 효과가 확실하기 때문에 남녀 모두에게 즐거움을 배가해 줄 것이다.

쿵후 섹스의 본질은 남자가 오르가슴이 임박했음을 느낄 때 삽입운동을 정지하는 것이다. 이제 곧 오르가슴에 당도할 것이 느껴지면 페니스를 빼내어 질 안에 페니스가 약 3센티미터 정도만 들어 있게 한다.

쿵후 섹스의 주요 효과는 삽입의 깊이를 변화시키는 데 있다. 남자가 페니스를 질 안에서 완전히 빼내지 않기 때문에, 강하고 깊은 삽입에 이어 진공 같은 느낌을 받게 된다. 남자가 이 기술을 익히면 자신의 에너지를 상승시키고 그 에너지로 골반 근육을 강화시킬 수 있게 된다. 그래서 정액을 쏟아내는 사정의 순간을 마음대로 조절할 수 있게 된다.

이 기술의 효율성을 더 높이기 위해서는 '세 손가락 방법'을 보완책으로 쓸 수 있다. '세 손가락 방법'이란 남자 혹은 여자가 사정을 막기 위해 회음부의 가운데 부분을 누르는 것이다. 이 방법을 쓰면 남자는 사정을 조절할 때의

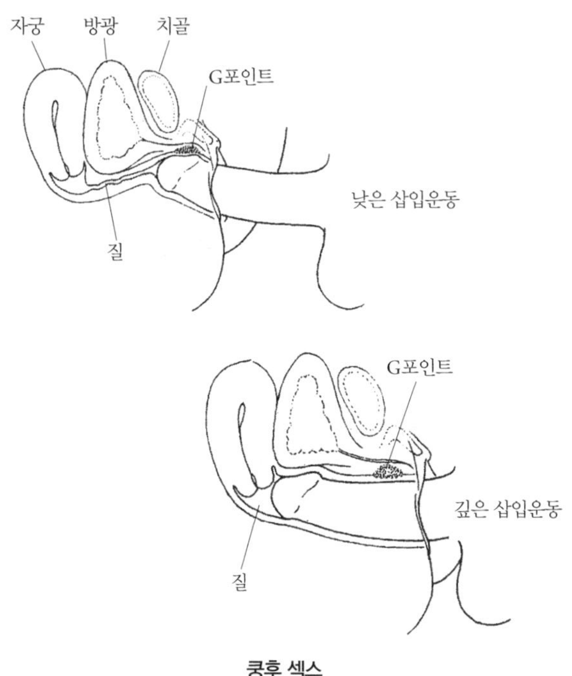

쿵후 섹스

느낌과 친숙해지며 정확한 타이밍을 익힐 수 있다. 여자가 '세 손가락 방법'에 참여하면 매우 친밀한 순간을 함께 즐길 수도 있다.

환희의 파도

환희의 파도는 두 사람이 집중적으로 영적인 차원에서 함께 수행할 수 있는 놀라운 기술이다. 마곳 아난드는 야프 욤 자세의 환희의 파도를 일곱 단계로 나누어 명확하고 간결하게 설명했다. 그의 설명을 들어 보자. 우선 두 파트너는 각자 방석을 준비해야 한다.

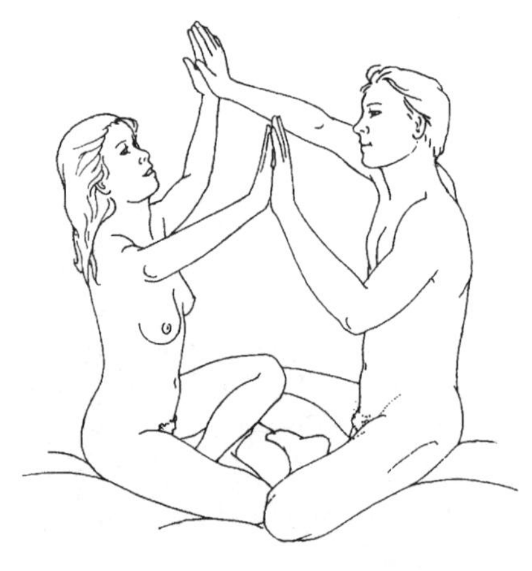

환희의 파도

1단계 : 골반 흔들기

두 사람이 조금 간격을 두고 방석 위에 앉아 서로 마주 본다. 천천히 양반다리를 만들어 앉는다. 눈을 감고 몸과 마음의 움직임에 집중한다. 골반을 앞뒤로 흔들면서 성기와 엉덩이가 방석 위를 가볍게 스치도록 한다. 약 5분간 이 동작을 하면서 성기를 통해 느껴지는 감각이 점점 커져 가는 걸 지켜본다.

2단계 : 흥분 가꾸기

눈을 감고 골반 흔들기를 계속하면서 골반 근육을 조이는 케겔 운동으로 성기에 주어지는 감각을 강화시킨다. 골반을 흔들며 몸이 뒤로 갈 때에는 성기 근육을 조이고 몸이 앞으로 갈 때에는 성기 근육을 이완시킨다. 그러면 감각과 자극을 계속 만들어내는 감각적 리듬이 생겨날 것이다. 그리고 성기와 골반에 온기와 자극이 실제로 느껴질 것이다.

3단계 : 내면의 통로를 함께 연다

몸이 따뜻해지고 눈을 뜰 준비가 되면 눈을 떠서 서로를 바라본다. 그리고 두 사람의 골반 흔들기 동작을 동시화시켜 본다. 골반 근육 조이기를 계속하면서 성기에 느껴지는 감각에 집중한다. 이때 서로의 눈길을 계속 주고받는 것이 중요한데, 그를 통해 두 사람이 연결되어 있음을 느끼고 그 느낌을 심화시킨다.

골반을 뒤로 밀며 근육을 조일 때 숨을 깊이 들이마신다. 그러면서 성 에너지를 위로 올려 머리 끝을 통해 내보낸다고 상상한다. 골반을 앞으로 밀며 성기 근육을 이완시킬 때에는 숨을 내쉬며 성 에너지가 몸을 통해 아래로 내려와 성기를 통해 빠져나간다고 상상한다.

두 사람의 호흡을 맞춘다. 서로의 눈을 계속 바라보며 긴장을 풀고 천천히 두 사람의 리듬을 맞춘다. 속도를 빨리 했다가 늦추기를 반복하며 두 사람에게 적당한 속도를 찾는다.

두 사람의 입술이 마주치지는 않더라도 호흡을 통해 키스를 나눈다고 상상한다.

4단계 : 즐거운 물결

이 단계에서는 '역동적인 댄스 음악'이 필요하다. 하지만 감각적이고 리드미컬한 박자에 흥겨운 멜로디라면 어떤 종류의 음악이건 상관없다.

방석에 앉은 자세로 눈맞춤을 계속 유지한 채 음악을 튼다. 두 사람이 천천히 손을 앞으로 내밀며 손바닥을 마주

치는데, 두 사람의 손이 음악에 맞춰 춤을 추듯이 흥겹게 한다. 그러고는 점차 몸 전체에 춤동작을 실어 팔과 윗몸, 골반을 움직인다. 두 사람의 몸이 음악을 타면서, 호흡도 몸의 움직임에 맞도록 조절한다. 그러면서 누가 주도하고 누가 따라가는지, 누가 밀고 누가 밀리는지 주의를 기울인다. 그다음에는 역할을 바꾸고 두 역할 사이의 차이를 느낀다.

이때 마사지 오일을 사용하여 서로의 몸을 부드럽게 마사지해주는 것도 좋다. 그다음, 마음의 준비가 되면 서로의 성기에 마사지 오일을 바르고 부드럽게 마사지한다. 이때에도 리듬에 따라 느린 파도 같은 몸동작을 계속한다.

그러고는 서로를 향해 몸을 움직이며 '파도의 자세', 즉 여자가 남자 위로 가면서 페니스를 질 안에 삽입하는 자세로 이동한다. 남자가 발기되지 않는 상태에서는 페니스를 음문에 대고 누른다.

5단계 : 호흡과 호흡의 연결

이제 여자는 두 다리로 남자를 감싸 안고 남자는 가부좌를 하고 앉는다. 이때 방석을 사용해서 자세를 보다 편안하게 만들 수 있다. 두 사람이 편안한 자세를 취하면 잠깐 긴장을 풀고 서로의 호흡을 느낀다. 그리고 다시 골반 흔들기를 천천히 시작하며 골반 근육 조이기를 한다. 서로를 향해 움직이며 리듬을 맞춘다.

준비가 되었다고 느껴지면 키스를 시작하고 서로 호흡을 교환한다고 상상한다.

6단계 : 내면의 빛을 향해 마음을 연다

당신과 당신의 파트너는 점점 흥분하며 오르가슴에 가까이 다가갈 것이다. 마곳 아난드에 의하면, "이 단계는 오르가슴의 에너지를 성기의 외부로 이동시켜서 전체적인 황홀경과 명상의 경험으로 변화시키기 위해 중요한 열쇠"라고 한다. 계속 키스를 나누며 호흡을 교환한다. 눈길은 '제3의 눈', 다시 말해서 두 눈 사이의 이마 중간 지점을 향한다. 탄트라 수행자들은 이 지점에 영적 의식이 존재한다고 믿는다. 성 에너지를 모두 이 지점으로 끌어올린다. 모든 감각이 성기에서부터 골반을 통과하여 배꼽을 지나 제3의 눈으로 이동한다고 생각한다. 제3의 눈에 당도하면 호흡을 멈추고 성기 근육을 조인다. 그리고 몸의 다른 부분은 모두 긴장을 푼다.

아난드에 의하면, 잠시 후 '빛이 폭발하는 듯, 별이 떨어지는 듯, 불꽃놀이를 발사하는 듯한 느낌'이 찾아올 것이라고 한다. 이 모든 과정을 통해 계속 키스를 나누며 호흡을 교환한다.

당신이 호흡을 들이마시면 당신의 파트너는 호흡을 내쉰다. 그런 식으로 매우 천천히 그리고 의식적으로 호흡을 하면 호흡을 멈춘 후에는 당신의 리듬이 느려지며 에너지를 보다 강하게 통제할 수 있을 것이다. 몇 분간 이 연습을 계속한다. 멈추고 싶어지면 제3의 눈에 몰린 집중력과 에너지를 거두어 성기 부분으로 내린다.

7단계 : 무한 사이클

이제 마지막 단계로 들어선다. 두 사람은 서로 끌어안은 채 계속 호흡을 함께 한다. 여자는 숨을 들이마셨다가 파

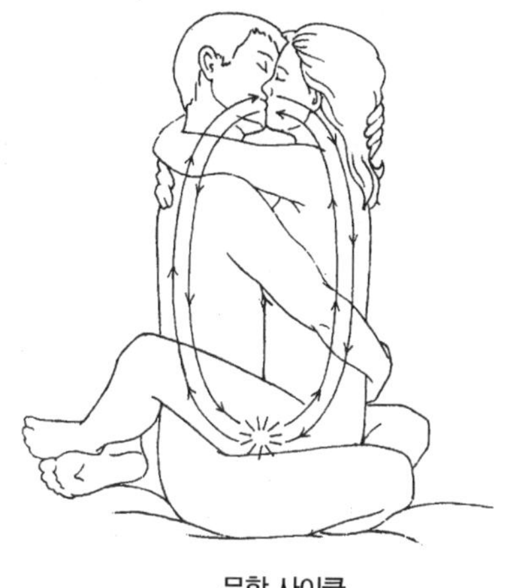

무한 사이클

트너의 입 안으로 내쉬면서 에너지가 성기에서 몸을 통해
위로 올라가 남자 안으로 들어간다는 생각에 집중한다. 남
자는 여자의 호흡을 받아 마시며 함께 받아들인 에너지가
온몸을 통해 움직여 페니스에 다다르고 여기서 다시 여자
의 질 안으로 들어가도록 한다. 앞 단계와는 달리 호흡이
중단되지 않고 계속 리드미컬하게 흐른다.

이 마지막 단계는 매우 강렬하여 두 사람 중 한 사람 혹
은 두 사람이 오르가슴의 즐거움을 나누길 원한다면 오르
가슴으로 이어질 수 있다. 하지만 오르가슴에 오르지 않고
몸 흔들기, 호흡, 키스 그리고 감각의 순수한 리듬이 낳는
환희의 파도를 계속 즐길 수도 있다.

탄트라 오르가슴

드디어 탄트라가 허락하는 최상의 오르가슴에 도달할 수 있는 방법을 설명할 때가 되었다. 데이비드 람스달(David Ramsdale)은 그의 책《성 에너지를 통한 황홀경(Sexual Energy Ecstasy)》에서 탄트라 오르가슴의 방법을 간략하고도 명확하게 소개했다. 나는 그의 설명을 요약해서 소개하려 한다. 탄트라 오르가슴에 이르는 길은 남자와 여자가 교합한 상태로 야프 윰 자세를 취하는 데에서부터 시작된다.

1. 여자는 골반 근육을 긴장시키고 남자는 골반을 움직이지 않으며 조용히 기다린다.
2. 여자는 골반 근육만을 긴장시키고 엉덩이와 골반은

움직이지 않는다.

3. 두 사람은 서로 쓰다듬고 키스를 나누며 서로의 눈을 바라보아도 좋지만 허리 아래 부분은 움직이지 않는다.

4. 이 운동에서 여자는 행동자, 에너지를 주는 자가 되고 남자는 받는 자, 따라서 수동적인 역할을 한다.

5. 몸과 마음을 느긋하게 유지하며 긴장을 푼다.

6. 남자는 여자를 통해 페니스에 가해지는 압력에 반응한다. 두 사람은 성기에 느껴지는 감각을 통해 흥분된다.

7. 얼마 후에는 이 자극이 매우 강해져서 오르가슴 욕구를 느낄 수 있을 것이다. 이때 여자가 골반 근육 긴장의 강도를 낮추면 오르가슴이 지연된다.

8. 약 15분 뒤쯤 '바이오 전기장의 효과'를 느낄 수 있을 것이다. 다시 설명하자면, 두 사람이 받는 느낌이 매우 강해지면서 주위 환경으로부터 완전히 벗어나 두 사람이 하나로 결합된 것을 느낄 수 있다. 그건 전기처럼 다가오는 초월적인 환희의 느낌이다.

9. 원하는 만큼 이 느낌을 즐겨라. 람스달은 탄트라 오르가슴을 체험하려면 이 전기장에 15분간 머물러 있는 것이 좋다고 한다. 이 상태에서 오르가슴의 쾌감을 선택하면 풍요롭고 팽창된 느낌, 의식의 다른 차

원, 즉 영적 황홀경의 차원으로 이동되는 느낌을 받을 것이다.

영적 섹스는 매우 개인적인, 미묘한 경험이다. 서로를 사랑하는 두 사람이 이 감정을 공유하면 두 사람은 다른 세계로 이동할 수 있다.

모든 사람이 이 경험을 원하지는 않을 것이지만, 호기심이 있고 무엇인가 새로운 것을 시도하려는 사람들은 이를 통해 이제까지 몰랐던 성적 즐거움의 잠재력, 당신의 상상을 뛰어넘는 신세계를 발견할 수 있을 것이다.

부록

성관계를 통해 전염되는 가장 흔한 질병들

성관계를 통해 전염되는 가장 흔한 질병들

클라미디아

클라미디아는 '조용한 성병'이란 별명을 가지고 있는데, 그 이유는 상당히 진전된 상태에서만 징후를 보이기 때문이다. 소변을 볼 때 화끈거리거나 질이나 페니스에서 이상한 분비물이 나올 때 혹은 아랫배가 아프거나 섹스 중 통증이 느껴질 때 그리고 여자의 경우 생리기간이 아닌데도 피가 보일 때 클라미디아를 의심해 볼 수 있다.

클라미디아는 박테리아인 '클라미디아 트라코마티스'에 의한 성병으로, 복부에서 나팔관과 난소로 퍼지며 만성적인 통증, 자궁외(나팔관) 임신, 불임 등을 유발할 수 있다.

클라미디아는 출산 시 산모에게서 태아에게로 전염될 수 있으며 이때 신생아는 눈, 귀, 폐가 감염될 수 있다. 이 질병은 항생제로 쉽게 치료되지만 진단을 위해서는 특별한 검사가 필요하다.

임질

임질은 클라미디아와 같은 박테리아 감염으로 여자들의 경우에는 회복 불가능한 손상이 생길 때까지 발견되지 않는다. 남자들의 경우 노란 고름과 같은 것이 페니스에서 분비되고 소변 시 통증이 있으며 잦은 요의가 느껴지고 하복부에 통증이 생긴다. 이 질병은 섹스를 통한 전염성이 매우 높고 교합이 이루어지지 않은 경우라도 페니스, 질, 입이나 엉덩이 접촉을 통해서 전염될 수 있다.

치료하지 않고 방치할 경우 불임, 자궁외(나팔관) 임신, 만성적인 통증을 유발할 수 있으며 골반염을 발생시키기도 한다.

임질도 출산 시 산모로부터 신생아에게로 전염될 수 있으며 눈, 귀, 폐의 감염을 불러일으킬 수 있다.

매독

매독은 매우 위험한 박테리아 감염이다. 매독을 치료하지 않고 방치하면 사망에 이를 수 있으며 심장, 뇌, 눈, 관절에 회복 불가능한 손상을 야기할 수 있다. 산모가 매독에 걸린 경우 태아의 출산 시 사망률은 40퍼센트에 달한다. 증상은 통증이 없는 종양이 생기고 손과 발에 종기가 나며 림프선이 부어 오른다. 매독은 오럴 섹스, 질 섹스, 항문 섹스를 통해 혹은 상처를 통해서도 감염된다. 초기에 발견되면 강력한 항생제로 치료할 수 있다.

골반염

골반염은 대부분 클라미디아나 임질이 진전된 결과로 생기며, 여성 불임의 주요 원인이 된다. 골반염의 일반적인 증상은 하복부에 느껴지는 통증이다. 그 외의 증상으로는 간헐적인 하혈, 구역질, 한기를 동반한 고열 그리고 분비물의 양이 눈에 띄게 변화하는 경우도 있다. 골반염은 제때 발견하면 생명에는 지장이 없지만 나팔관이 손상된 경우에는 회복이 불가능하다.

트리코모나스

트리코모나스는 섹스를 통해 전염되는 아메바와 같은 유기체로, 질염을 유발한다. 질염은 일반적으로 섹스를 통해 감염되는 것과 섹스를 통하지 않고 진균 감염에 의한 것으로 나누어 볼 수 있다. 섹스를 통하지 않는 질염의 발생 원인으로는 질 세척, 항생제 복용, 젖은 속옷의 착용,

영양 부족, 윤활제나 성기용 스프레이, 임신 방지 기구 등을 들 수 있다. 질염의 일반적인 증상은 종류에 관계없이 비슷한데, 냄새가 나는 초록색이나 노란색 혹은 회색 분비물이 나오거나 질 안이나 주위가 간지럽고 섹스 중이나 배뇨 시 통증이 느껴질 수 있다. 질염은 위험하다기보다는 불쾌하며, 치료는 간단하지만 투약·치료 전에 의사의 진단을 반드시 필요로 한다.

헤르페스(포진)

헤르페스도 섹스를 통해 전염되는 흔한 질병 가운데 하나이다. 헤르페스 바이러스는 두 가지가 있다.

헤르페스 심플렉스 바이러스 1은 입 주위에 나타나고, 헤르페스 심플렉스 바이러스 2는 성기 주위에 나타난다. 헤르페스 심플렉스 바이러스 1에 감염되면 입술 주위와 입 안에 물집이 생긴다. 헤르페스 심플렉스 바이러스 2는 성기 안에 혹이나 물집이 생기는데 아프고 (혹은) 가렵다. 남자들의 경우에는 보통 페니스의 포경 끝이나 페니스의 끝부분에 생기는데, 항문 성교를 한 번도 하지 않은 경우라도 엉덩이 부분에 나타날 수 있다. 헤르페스 증상이 처음에는 성기에 나타나지 않고 말초신경을 통해 성기와 연결된 부위, 즉 둔부와 허벅지 등에 나타나는 경우도 있다.

헤르페스는 물집이 생겼을 때 피부 접촉을 통해 감염되지만, 바이러스가 활동하지 않는 듯이 보일 때에도 감염될 수 있을 만큼 전염성이 강하다. 헤르페스에 감염된 대부분의 경우 증상이 없어도 바이러스가 활동 중인 경우가 있기 때문이다.

성기 헤르페스가 처음 보이면 대개 12~14일 정도 지속되지만 그 후부터는 4~5일 정도로 지속 기간이 짧아지고 정도도 약해진다. 헤르페스는 완치가 되지 않지만 발생 시 증상을 최소화하고 이후 발생을 억누르는 데 효과가 있는 복용약은 있다. 헤르페스가 계속 발생되는 원인은 아직 분명히 밝혀지지 않았지만, 최근의 연구 결과를 보면 스트레스와 관련이 있는 듯하다.

헤르페스 증상은 대단히 불쾌하지만 심각한 위험은 태아나 인체 면역 약화 바이러스(HIV) 혹은 에이즈처럼 면역이 약해지는 질병에 걸린 환자에 국한된다. 최근의 연구에 따르면 여자가 임신 전에 헤르페스에 감염된 경우 태아에게 전염되는 경우는 거의 없다.

헤르페스는 대부분 출산 시 감염되며 그런 경우 신생아는 눈과 뇌 그리고 내장 기관에 고통스런 물집이 생기거나 손상이 생길 수 있다. 헤르페스에 감염된 채 태어난 아기는 여섯 명 중에 한 명꼴로 사망한다. 이와 관련하여 명심해야 할 사실은 신생아 헤르페스가 남자에 의해 발생한다는 것이다. 임신 말기에 헤르페스에 감염되어 처음 발생한 여자들은 대부분 병든 아기를 낳게 된다. 그러므로 자녀 출산을 계획하는 중에 남편이 헤르페스에 걸렸다면 임신 중 섹스를 할 때 반드시 콘돔을 사용해야 하며 헤르페스 발생을 억제하는 항바이러스 치료를 고려해야 한다.

임신부가 성기 헤르페스에 걸렸다면 출산 시 제왕절개 수술을 하면 신생아의 피해를 막을 수 있다. 하지만 오늘날에는 신생아 감염 위험성이 매우 낮아져서, 지속적으로 헤르페스가 발생하는 여성의 경우에도 급성 증상을 보일 때에만 제왕절개 수술을 하고 있다. 헤르페스 감염이 의심되면 가시적 증상이 없더라도 혈액 검사를 통해 진단받을 수 있다. 하지만 초기 단계에 발생하는 작은 물집을 떼어내 바이러스 배양을 통해 검사하는 방법이 더 많이 쓰이고 있다.

B형 간염

B형 간염 바이러스가 유발하는 질병은 일반적으로 섹스를 통해 전염되는 질병으로 분류하지 않지만, B형 간염은 감염된 정액, 질 분비물, 타액을 통해서 전염되며 또 쉽게 임신부에게서 태아에게로 전염된다. B형 간염의 전염력은

에이즈보다 100배나 강하다. 질이나 항문 섹스, 오럴 섹스 그리고 상처를 통해서도 B형 간염에 전염될 수 있다. 가족 중 B형 간염에 걸린 사람이 있다면 면도기나 칫솔을 같이 사용하는 것만으로도 전염될 수 있다. 또 환자의 귀걸이를 사용해도 감염될 수 있다.

B형 간염은 간을 공격한다. B형 간염이 아주 약한 상태일 때에는 대부분의 경우 환자도 감염 여부를 알 수 없지만 간경화증과 (혹은) 간암으로 발전되는 경우도 있다. B형 간염에 걸리면 간암에 걸릴 확률이 200배나 높아진다.

증상은 소화기 장애와 대단히 유사하다. 이상하게 멀미가 나거나 구역질이 느껴질 때 혹은 이유 없이 피곤할 때, 소변색이 진해지거나 눈과 피부가 노랗게 될 때에는 즉시 의사를 찾아가야 한다. 치료법은 휴식 그리고 단백질과 탄수화물이 풍부한 음식물의 섭취이다.

여러 차례 팔에 주사하는 B형 간염 백신이 있는데, 정확성을 기하기 위해서는 세 번의 백신 주사를 모두 맞아야 한다. B형 간염은 대개 젊은 남녀에게서 나타나지만 한 번 감염되면 평생 보균자가 된다.

에이즈

에이즈는 인체 면역 약화 바이러스(HIV)의 감염으로 발생한다. HIV 검사가 양성으로 나오면 면역 체계가 HIV에 노출되어 있으며, HIV 검사가 면역 반응을 유발했다는 의미이다. HIV와 에이즈는 동일한 것이 아니며 하나가 다른 하나를 앞서 간다. HIV 감염 없이 에이즈에 걸릴 수는 없다. 하지만 HIV 검사에서 양성 반응이 나왔어도 에이즈 진단이 나오지 않을 수 있다. HIV는 면역 체계를 공격하기 때문에 보통의 경우에는 별 탈 없는 질병과도 싸울 능력을 상실한다.

HIV는 혈액, 정액, 질 분비물을 통해 전염된다. 피부 접촉, 키스, 음식, 기침, 모기, 변기 뚜껑을 통해서는 전염되지 않는다. HIV는 보통 아무런 증상도 보이지 않는다. 따라서 HIV에 감염되었으면서도 몇 년씩 아주 건강하다고 느낄 수 있다. 하지만 유감스럽게도 HIV는 거의 언제나 에이즈를 유발시킨다. 그리고 면역 체계가 작동하지 않기 때문에 에이즈 증상은 감기부터 암까지 다양하다. HIV에 감염된 사람 중 소수는 초기 감염 상태에서 단핵세포(백혈구) 증가증과 같은 질병을 급성으로 나타낼 수 있다.

에이즈는 완치될 수 없지만 HIV가 면역 체계에 미치는 영향을 크게 지연시키는 새로운 약제가 있다. 성 경험이 있는 사람은 누구나 HIV 검사를 받고 음성 반응의 확인을 위해 필요한 6개월 동안에는 반드시 콘돔을 사용해야 할 것이다. 요즘에는 타액 검사만으로도 HIV 감염 여부를 확인할 수 있다.

섹스를 통해 전염되는 질병의 수는 50가지가 넘는다. 위에 설명한 질병들은 그중에서도 가장 흔한 질병들이다. 섹스를 통해 전염되는 질병에 관한 설명은 불안을 조장하기 위한 것이 아니다. 오히려 당신을 강하게 만들기 위한 것이다. 성 건강을 관리하는 데 겁을 먹어서는 안 된다. 오히려 안전하고 조심스러운 섹스가 당신과 당신의 파트너 사이에 꼭 필요한 상호 존중이라는 걸 알리고 싶다.

지은이 루 파제 Lou Paget

캐나다 캘거리 출신으로 17년간 인간의 성생활을 연구해 오고 있다. 1990
년대 초반 자신의 정보 수집을 위해 시작한 소규모 성 세미나가 폭발적인
인기를 끌면서, 그녀의 성 세미나는 곧 캐나다에서 가장 인기 있고 혁명적
인 성의 포럼으로 자리를 잡았다. 이후 그녀는 성교육 강사, 토크쇼 출연자,
칼럼니스트, 베스트셀러 작가 등으로 활동하고 있다. 수천 명의 실제 성 경
험에 근거한 정확한 정보를 점잖은 스타일로 제공하는 그녀의 성 세미나는
대단한 반향을 일으켰으며 많은 사람들을 사로잡았다. 저서로는《최고의 연
인-그를 사로잡는 섹스 테크닉》,《최고의 연인-그녀를 사로잡는 섹스 테
크닉》이 있다. 현재 로스앤젤레스에서 살고 있다.

옮긴이 이영희

1958년에 태어나 서강대학교 독문학과를 졸업한 후, 연세대학교 대학원에
서 독문학 석사학위를 취득했다. 독일 DAAD 장학금으로 뮌스터대학교에
서 공부했으며, 귀국하여 연세대학교에서 독문학 박사학위를 받았다. 작품
성 높은 문학 작품 번역에 탁월한 작가이다.

감수 안태영

서울대학교 의과대학 의학과를 졸업하고, 동대학원에서 석사와 박사학위를
취득했다. 미국 매사추세츠주 보스턴대학교 메디컬센터 비뇨기과 연구원,
대한남성과학회 회장을 역임했다. 현재 서울아산병원 비뇨기과 교수로 재
직 중이다.

더 빅 오르가슴

초판 1쇄 발행 2002년 4월 2일 **개정판 1쇄 인쇄** 2013년 2월 21일 **개정판 1쇄 발행**
2013년 3월 4일 **지은이** 루 파제 **옮긴이** 이영희 **감수** 안태영 **펴낸이** 한 순 이희섭
펴낸곳 나무생각 **편집** 김소라 **디자인** 이은아 **마케팅** 이재석 **출판등록** 1998년 4월
14일 제13-529호 **주소** 서울특별시 마포구 서교동 475-39 1F **전화** 02)334-3339,
3308, 3361 **팩스** 02) 334-3318 **이메일** tree3339@hanmail.net **홈페이지** www.
namubook.co.kr **트위터 ID** @namubook **ISBN** 978-89-5937-315-4 13510
값은 뒤표지에 있습니다. 잘못된 책은 바꿔 드립니다.